インフルエンザ・ハンター

ロバート・ウェブスター
田代眞人・河岡義裕 監訳

インフルエンザ・ハンター

ウイルスの秘密解明への100年

岩波書店

FLU HUNTER
Unlocking the Secrets of a Virus
by Robert G. Webster

First published 2018
by Otago University Press, Dunedin, New Zealand

This Japanese edition published 2019
by Iwanami Shoten, Publishers, Tokyo
by arrangement with
Otago University Press, Dunedin, New Zealand.

はしがき

２０１８年４月

ランス・Ｃ・ジェニングス(Lance C. Jennings)
ニュージーランド・オタゴ大学臨床准教授、
国際インフルエンザ・呼吸器ウイルス学会会長

インフルエンザは、インフルエンザウイルスによって引き起こされる急性の呼吸器感染症であり、世界中のすべての人が影響を受ける。ひとたびヒトからヒトへと伝播しうる新しいインフルエンザウイルスが出現すれば、そのウイルスは瞬く間に世界中に広がり、パンデミック（感染症の世界的大流行）を引き起こす。常にではないが、たいていの場合、季節性インフルエンザと比べてパンデミックにおける死亡率は高く、非常に大きな社会混乱と経済的損失をもたらす。

数多くのインフルエンザ・パンデミックが古くから記録に残されているが、最も深刻な事態を引き起こしたパンデミックは、今からちょうど一世紀前に起こった１９１８年のスペインかぜインフルエンザである。パンデミックウイルスがどのように発生したかの解明は、当時の世界中の研究熱心な学者たちの考えに異を唱えることになった。インフルエンザウイルスが初めて分離されたのは、１９３０年代になってからだったからである。

私がインフルエンザ研究を始めたのは1970年代初頭、ちょうど1968年の香港かぜインフルエンザのパンデミックが終わった頃のことだった。古典的なウイルス学の時代から、分子レベルでウイルス研究を行う時代への転換期である。当時、ニュージーランドのダニーデン(Dunedin)にいた本書の著者ロバート(ロブ)・ウェブスター(Robert G. Webster)教授は、インフルエンザ研究を始めて10年目くらいの若い研究者だった。私は彼のやり方にならって研究に取り組み始めた。その研究方法とは、古典的な疫学調査に、新しく発展してきた分子生物学的手法を組み込んだものだった。それはわれわれが現在、ヒトや動物由来のインフルエンザウイルスの進化や制圧を理解するために用いる枠組みを開発するために行ったものである。

ウェブスターの研究人生は、信じられないほど素晴らしい旅から成る。始まりは、1960年代初頭、オーストラリアの海鳥からウイルスを分離する調査研究である。彼はこの研究によって、インフルエンザウイルスが症状を出すことなく海鳥の間で広がっていることと、大部分のインフルエンザウイルスの自然宿主が野生の水鳥(水禽《すいきん》)であることを見つけた。さらにインフルエンザウイルスの変異しやすい性質や、遺伝子再集合によって新しいウイルスが出現するという重要な発見によって、ロブ・ウェブスターと他の研究者たちは、ウイルスの自然宿主である野生の水鳥と、ヒトにおけるインフルエンザ・パンデミックとの関連性を解明するに至った。

ロブ・ウェブスターの数々の発見の重要性に鑑みて、彼に「フル・ハンター(インフルエンザ・ハンター)」という称号を与えたのは雑誌「スミソニアン」だった。本書には、人々を魅了するようなロブ・ウェブスターの冒険の旅が、生き生きと描かれている。彼の研究チームは、あらゆる大陸の政府や研究機関と連携しながら世界中のさまざまな場所へフィールドワークに出かけたのだが、そのときに起こった逸話も数多く含まれている。それらの物語からは、ロブの仕事への情熱や、それらの仕事に楽しそうに、満足気に取り組んでいる様子がよくわかるだろう。それは彼の半世紀にもわたる研究経歴に由来し、これからも続いていく。

これまでロブ・ウェブスターは、多くの世界トップレベルのインフルエンザ研究者たちと共同研究を行ってきた。これら多くの共同研究の成功は、彼の謙虚かつ自然で飾り気のない人柄によるところが大きい。とはいえ、彼はことあるごとに、自分は大した貢献はしていないと謙遜するのだが。

1918年のスペインかぜパンデミックは、間違いなくこれまでで最も壊滅的なパンデミックであった。スペインかぜインフルエンザがどのように発生し、なぜそれほどまでに致死的だったのか、その理由を突き止めることはロブ・ウェブスターのライフワークの一つになった。彼は、インフルエンザウイルスの進化メカニズムの解明や、インフルエンザ制圧法の確立において目覚ましい貢献をしている。

スペインかぜインフルエンザのようなパンデミックは、また起こりうるのだろうか？　ウェブスターははっきりと警鐘を鳴らしている。「起きるかどうか」という問題ではなく「いつ起きるのか」ということが問題なのだ(つまり、起きることはもはや確実で、問題はいつ起きるかだ)。

本書『インフルエンザ・ハンター』では、国際的に傑出した科学的リーダーであるロブ・ウェブスターの経歴を年代順に記録している。この学問分野に馴染みのある学生や研究者だけでなく、一般読者をも同じように魅了するだろう。

(Lance C. Jennings, QSO, PhD, FRCPath, FFSc (RCPA), Clinical Associate Professor, Isirv Chair)

目次

第1章　モンスターの出現——1918年のスペインかぜインフルエンザ

1918年北半球で夏の終わりに出現し、全世界に広がったそのウイルスは、それまで人類が経験したなかで最も致死的なインフルエンザを引き起こした。普段、健康に全く問題のない人生の絶頂期にある若者が、頭痛、筋肉痛などの症状と摂氏41・1度に達するほどの高熱を発し、そのうちの一部は意識混濁となった。衰弱のあまり倒れてしまう患者もいたが、彼らの顔には赤褐色の斑点が現れ、それらは次第に血中の酸素不足を示す青色あるいは黒色の斑点に変わっていった。また耳や鼻から出血している人もいた。患者の肺は血液で充満してしまうため、患者はいわば自分自身の血液に溺れてしまっているかのようだった。初期のインフルエンザ様疾患の段階で生き延びたとしても、その多くが細菌による二次感染で死亡した。インフルエンザ様症状には男女による違いはなかったが、妊婦の約20パーセントが流産した。生存者のうちの少数は、おそらくウイルスが脳にまで達したためにせん妄状態［意識混濁とともに奇妙で脅迫的な思考、幻覚や錯覚、異常行動などが見られる状態（訳注。以下、［　］内訳注）］に陥り、場合によっては数年後にパーキンソン病［脳幹部のドーパミン代謝異常により全身の痙攣や不随意運動、表情の欠如などの神経症状が起こる病気］や嗜眠《しみん》性脳炎（目を覚ますことなく眠り続ける脳炎）を発症した。この病気は毎年流行を繰り返すインフルエンザの概念を大きく超える死の病であり、全世界での大流行は世界の終末を思わせる災厄そのものだった。

1918年の世界的なインフルエンザ大流行（パンデミック）を引き起こした「モンスターウイルス」

がどこで発生したのかはわからない。しかし、第一次世界大戦下の状況が、このモンスターウイルスの発生に理想的な条件を備えていたことは確かである。第一次世界大戦（1914～1918）の西部戦線では、両軍とも敵に背後に回り込まれないように両翼に向かって塹壕を掘り進めていたのだが、1918年9月までにその塹壕はスイス国境から北海にまで達していた。戦線は膠着し、半地下のような塹壕の中で、両軍の何万人もの兵士たちがしばしば濡れてぬかるんだ状況のもと、ひしめき合いながら生活していた。衛生状態は非常に悪く、トイレは地中に穴を掘っただけのものであり、洗い場施設もほとんどなく、兵士たちは絶えずシラミと野ネズミに悩まされ続けた（図1-1）。

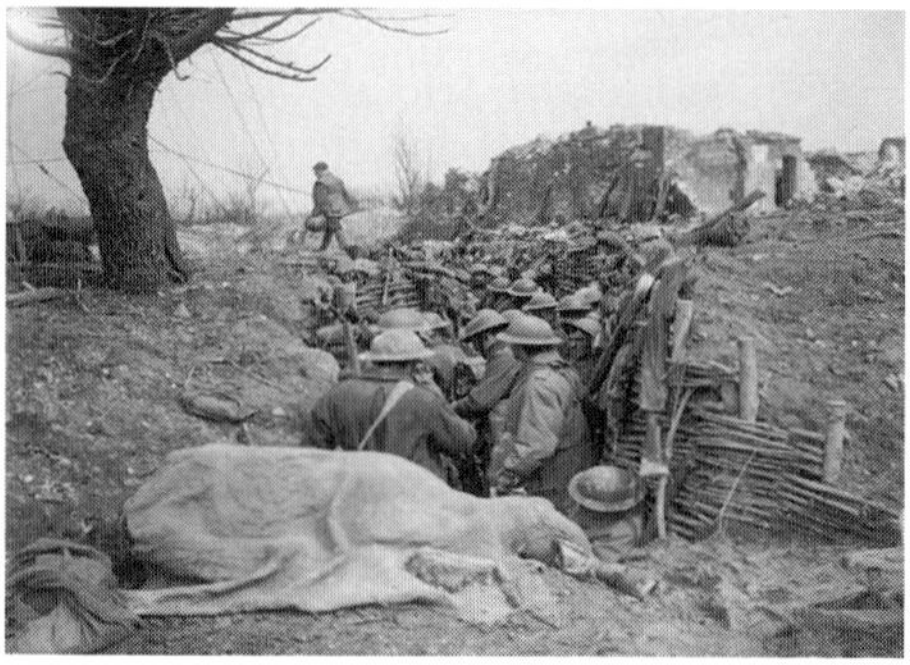

図1-1　第一次世界大戦における塹壕戦の様子

1918年のインフルエンザの流行には3回の波があり、第1波は1918年の3月に、第2波は1918年の9月から11月にかけて、そして第3波は1919年初めに流行した。1918年初めに起こった第1波では、感染性は高かったものの致死性はそれほど高くはなく、最も軽微な流行であった。患者は、突然の頭痛・筋肉痛といった症状を呈し、摂氏38・3～38・9度程度の熱を出した。大部分の感染者は4日後には回復したが、ごく一部には肺炎を合併して死に至る患者もあった。すなわち通常の季節性インフルエンザとはとくに変わったように見えなかった。

第1波は、軽微な流行と呼ばれる一方で、第一次世界大戦のヨーロッパにおける塹壕戦には甚大な影響を及ぼした。1918年5月、フランス軍は毎日1500～2000人のインフルエンザ感染者を前線から後方に下げていた。そのため前線で戦う兵士の数がどんどん減っていくだけでなく、すべての輸送機関が満杯となり、道路や病院がひどく混雑することになった。イギリス軍やイタリア軍、さらにドイツ軍でもこれと同じ状況が起こっていた。

実のところ、この軽微な第1波をもたらしたインフルエンザウイルスは、ヨーロッパには1918年の4月初旬に米軍によってはじめて持ち込まれた。意図的ではなかったにせよ、米国は第一次世界大戦に「生物兵器」を投入したということになる。ドイツ軍の指揮官であったエーリッヒ・フォン・ルーデンドルフ(Erich von Ludendorff)は、ドイツ軍による最終突撃が不発に終わった理由は、米軍の兵隊や兵器が優れていたわけではなく、米軍の歩兵によって戦線に持ち込まれたインフルエンザがドイツ軍に広まったせいであるとしていた。確かにこれは十分に考えられることであった。なぜなら、場所によっては互いの塹壕間の距離がたった30メートルしかなかったので、ウイルスが風に乗って相手側に飛んでいったかもしれないし、あるいは相手側に捕まった捕虜によってウイルスが広められたのかもしれない。

少なくとも米軍の一部は、比較的早い時期にこのウイルスの感染を受けていたので、免疫をもっていたと思われる。1918年2月の終わりには、カンザス州ハスケルという小さい町でインフルエンザ感染の最初の報告があったのだ。そのインフルエンザは、カンザスシティの西に位置するフォートライリー陸軍基地の訓練施設キャンプ・ファンストン(Camp Funston at Fort Riley)に入隊した新兵によって広まった。1918年3月4日の最初のインフルエンザ患者の入院を皮切りに、3週間以内にキャンプ・ファンストンの陸軍病院に1100人もの兵士が入院した。その後、インフルエンザはあっという間に他の訓練キャンプにも拡大し、近くの町へと広がった。最初にジョージア州のキャンプ・フォレストとグリーンリーフに広がり、そこでは兵士の10パーセントが発症したと報告されている。

ヨーロッパ戦地へ派遣される米軍を輸送する最初の船団に、そのウイルスも一緒に乗ってしまったのはやむを得なかった。当時、兵員輸送船が不足していたため、これらの船には定員の2倍もの兵士がすしづめに乗せられ、一つの寝台を2人の兵士が交代で使用するような状況だった。このように兵士が密集した船内にはウイルスの拡散に理想的な条件が整っていたが、その時点でのインフルエンザの症状や致死率(発症患者全体に占める死亡の割合)はとくに高いわけではなかったので、警戒する者は誰もいなかった。しかし、1918年の8月と9月に、米国への帰還航海中の船上で第2波の「殺人ウイルス」が出現したのだ。船上は、インフルエンザを発症して血を吐き続ける兵士たちで地獄と化した。それにもかかわらず、米国艦隊におけるインフルエンザの致死率は他の地上軍に比べて低く、陸軍兵士での6・43パーセントに対して、艦船乗組員では1・5パーセントであった。乗組員での致死率が低かった理由はおそらく、彼らは半年前のヨーロッパへの兵員輸送の際にすでに第1波のウイルスに感染しており、免疫を獲得していたからだと考えられる。

1918年のヨーロッパ前線には、凄まじいほどの混雑とひどい衛生状況に加えて、「モンスターウイルス」が出現するためのもう一つの原因があったと信じている人たちもいる。それは、第一次世界大戦のヨーロッパ戦線で広範囲にわたって使用された毒ガス兵器である。毒ガスは直接兵士たちを攻撃しただけではなく、第1波を起こした普通のインフルエンザウイルスを殺人ウイルスへと変異させた可能性があるのだ。

戦争において化学兵器の使用を禁じるハーグ条約が１９０７年に締結されていたにもかかわらず、第一次世界大戦では両陣営によって毒ガス兵器が使用された。ドイツは化学工業が最も発達した国だったので、ドイツ軍が最も頻繁に化学兵器を使用したのは驚くには値しないが、当然ながら他の軍隊でも化学兵器は使用されていた。化学兵器使用のピークは、インフルエンザが前線の兵士の間で蔓延していた時期と重なっていた。主な化学物質は、塩素ガス、ホスゲン（塩化カルボニル）ガス、マスタードガスだった。化学兵器は致死的ではないことが多いが、皮膚の爛《ただ》れや失明、そして呼吸器の障害を起こすため、軍隊を弱体化させる結果をもたらした。失明していたり負傷していたりした多数の兵士を前線から後方に退かせなければならず、そのために弾薬・食料・新兵の供給ラインが妨げられることとなった。塩素ガスは心理兵器としても有効であり、こちらに向かって近づいてくるガス雲は、歩兵たちを恐怖に陥れた。私の父もこの恐ろしいガス雲を経験した兵士の１人であった。

ホスゲンガスとマスタードガスは、細胞の中で遺伝子ＤＮＡが複製する際に読み間違い（＝遺伝子変異）を起こさせる突然変異誘発物質として知られている。遺伝子研究の実験では、インフルエンザウイルスの病原性の強弱に関与する遺伝子コードを調べるために、意図的に突然変異誘発物質を用いてウイルスに変異を入れる実験も行われる。当時のヨーロッパの塹壕戦においては、インフルエンザウイルスに感染した兵士たちが、マスタードガスという突然変異誘発物質に晒《さら》されることによってウイルス遺伝子に変異が入り、そのために比較的病原性の低かった第1波のウイルスが、殺人ウイルスに変異してしまった可能性がある。ひとたび変異した殺人インフルエンザウイルスが出現すれば、何千人もの衰弱した兵士で溢れかえった塹壕は、そのウイルスが増殖・伝播するのに理想的な場所であったことだろう。

その殺人ウイルスが発生した正確な場所は、今後も決して解明されないであろうが、ひとたび発生すると、その殺人ウイルスはあっという間に両陣営の兵士たちの間で蔓延し、さらに近くの町や市に住む人々にも広まり、そして世界中での大流行へと拡大した。第一次世界大戦における最終局面の戦闘では、両陣営共にインフルエンザによってひどい損失を受けていた。比較的軽微であった第1波でさえも、フランス軍の10～25パーセントもが前線から立ち退かざるをえなかったのだが、変異ウイルスによる第2波では46パーセントにものぼった。ドイツ軍の軍事機構もまた、ひどい損害を被った。

陸軍と海軍の兵士および支援要員の間で重篤なインフルエンザの流行が起こっているというニュースは、自国民の士気の低下を防ぐという戦術上の理由から、両陣営において秘匿された。一般国民は自分たちの安泰な生活に迫り来る脅威についての情報を、意図的に隠されてしまったことになる。戦争遂行を妨害するような内容を書き記すことは愛国心がないと見なされていた。公務員や新聞さらには政府と軍部のトップレベルに至るまで、ヨーロッパ戦線におけるインフルエンザ流行の秘密を守るようにとの規制を受けていた。米国のウッドロウ・ウィルソン(Woodrow Wilson)大統領は１９１８年3月以来、インフルエンザの流行状況についての報告を受けていたが、戦争遂行努力を妨げないために、ヨーロッパへ向かう軍隊輸送船における死亡率については秘匿するように言い含められていた。

第1波の軽微なインフルエンザ流行が新聞で大きく報道されたのは、スペイン王アルフォンソ13世と、その閣僚たちがインフルエンザに罹患《りかん》した１９１８年5月後半のことである。第一次世界大戦においてスペインは中立国であったため、インフルエンザ流行に関する報道規制はなかった。マドリッドの新聞には、このインフルエンザの症状はあまり重くなく、症状は４日間程度続くが、死者は出なかったことが報道された。しかしその年の10月になると、スペインは高い致死率を示す第2波のインフルエンザに襲われた。このようにインフルエンザの流行が最初に報道されたのがスペインだったため、その後続いて起こった世界的大流行(パンデミック)は「スペインインフルエンザ(Spanish influenza/flu)」と呼ばれるようになった[インフルエンザとかぜ(common cold)の区別が曖昧な日本では、習慣的に「スペインかぜ」と呼ばれているが、本書でははっきりさせるため「スペインかぜインフルエンザ」と表記する]。

第一次世界大戦休戦後の1919年6月パリにおいて、第一次世界大戦を正式に終結させ、敗戦国であるドイツが連合国軍に支払う損害賠償等を明示したベルサイユ条約が締結された。これに先立つ講和会議が、フランス、イギリス、イタリアの首相と米国大統領からなる「四巨頭」の主導によって行われたが、連合国軍が提示する講和条約案は、ドイツに苛酷な賠償を要求するものであった。公正な講和を目指していた米国のウィルソン大統領は、行き過ぎたドイツへの懲罰に反対し、この内容ではドイツの戦後経済復興は不可能であるとして、賠償金を減額すべきだと主張していた。しかし「タイガー」の異名をもつフランスのジョルジュ・クレマンソー首相は、条約違反をたてにドイツへの厳しい制裁を強く要求した。ウィルソン大統領はこの講和会議からの離脱も辞さないと圧力をかけていた。しかしそれから間もなく、この最も重要な交渉の局面において、ウィルソン大統領がインフルエンザに罹患してしまった。彼の若き側近であるドナルド・フェリーが、4月3日にインフルエンザを発症して4日後に死亡した。大統領の妻や娘、その他の側近も重症のインフルエンザにかかってしまった。ウィルソン大統領は生き延びることができたが、彼の性格はすっかり変わってしまった。ウイルス感染による脳への損傷は、このモンスターウイルスの後遺症の一つであったが、それと同じことがウィルソン大統領の脳でも起こっていた可能性がある。同年4月、病床においてウッドロウ・ウィルソン大統領は、ドイツへの厳しい賠償請求に関するクレマンソーのすべての要求を含む最終提示案に不本意ながら屈服した。その結果、ドイツはひどい経済不況に陥ることとなった。インフルエンザ感染が、ウィルソン大統領の態度を変えた原因だったのかどうかはわかっていない。

全世界におけるスペインかぜインフルエンザによる死者数は2470~3930万人と報告されているが、人口統計が不十分な植民地などを勘案すると、1億人に達していたかもしれない［当時の推定世界人口は約18億人］。経済的損失および人口減少は甚だしく、世界は壊滅的な状態に陥った。

二つの遠く離れた都市、二つのアプローチ

スペインかぜインフルエンザの第2波は世界中で恐るべき被害をもたらした。遠く離れた場所においても同じような影響が見られていたのだ。米国ペンシルベニア州フィラデルフィア市とニュージーランドのオークランド市におけるスペインかぜインフルエンザによる被害は、非常に似通っていた。

フィラデルフィア

そのウイルスは、300人の海軍水兵と共にボストンからの船に乗り、1918年9月7日に港町フィラデルフィアに到着した。その第2波の殺人ウイルスは、1918年8月27日にボストンに出現したのだが、フランスのブレスト港からの帰還兵が持ち帰ったと考えられている。間もなくフィラデルフィアの医療機関は大勢の感染患者で溢れかえるようになり、重篤な症状の水兵たちが最初の日に1人、次の日に11人というように次々と死にはじめた。その後、最初に死んだ兵士の世話をした看護

婦が死亡し、ウイルスは市中へとばら撒かれていった。

フィラデルフィアでは、第一次世界大戦を支援するために何百万ドルもの戦時公債(Liberty loan)を募る活動として、9月28日に大規模な街頭パレードを予定していた。このパレードに集まってくる群衆の中でインフルエンザの流行が広がる危険性について、大学や軍部保健当局が緊急警告を発していたにもかかわらず、そのパレードは敢行された。陸軍・海軍・海兵隊の兵士たち、ボーイスカウトや女性外郭団体によるパレードは3キロメートルにもわたって続き、何千という人々がパレードを見物していた。そしてパレードから2日後、フィラデルフィアにある31カ所の病院は、感染患者や死を待つ人々で溢れかえった。

パレードから3日後の10月1日までに117人もの人が亡くなった。学校を含むすべての公共施設が閉鎖され、集会は禁止されて、救急病院が設置された。パレードの10日後からは、毎日数百人もが亡くなり何千人もが重い症状に苦しめられた。その症状には鼻出血やチアノーゼ［血液の酸素不足によって顔や指先が青紫色になる状態］、精神錯乱なども含まれていた。棺桶の供給が追いつかなくなったので、多数の遺体が葬儀場に積み上げられ、多くの遺体が家々で腐敗していった。

10月19日の週には被害はピークを迎え、その週だけで実に4500人以上もの感染者が死亡した。その後、死亡数は急激に減っていき、10月25日からは救急病院が閉鎖され始め、10月28日には学校が再開した。11月7日にドイツと休戦するとの誤情報が流布されたので、フィラデルフィアの路上では多くの人々が抱き合い、キスしあうというハプニングがあったが、それでもインフルエンザの流行が再び戻ってくることはなかった。本当の休戦日である11月11日には改めて市内で大きな祝賀行事が行われたが、その後にも流行の再発は起こらなかった。

フィラデルフィアの研究者は、患者の肺からヘモフィルス・インフルエンザエ(Haemophilus influenzae, インフルエンザ菌)という細菌が分離されたため、この細菌によって流行が引き起こされたと信じた。保健当局によってこの細菌に対するワクチンが開発され、10月19日から供給された。1万回接種分以上のワクチンが公共サービスの提供従事者に接種された。そのワクチンはパンデミックの勢いが落ちてきた頃に投与されたため、一見効果があったかのように見えた。さらに、地域社会の恐怖を和らげるのにも一役買った。27週間続いたパンデミックが終息をみたときまでに、フィラデルフィアでは1万5700人もの犠牲者が出ており、25〜34歳の年齢層で最も高い死亡数が記録された。

オークランド

米国の反対側に位置するニュージーランドのオークランド市における、スペインかぜインフルエンザの侵入、広がり方および症状の重篤さは、多くの点でフィラデルフィアの場合と非常によく似ていた。ニュージーランドにウイルスが持ち込まれた経緯については議論がある。1918年の10月中旬に、ニュージーランドの首相ウィリアム・マッセイ(William Massey)が大英帝国戦争会議(Imperial War Conference)から帰国する際に乗船していたナイアガラ号によって、病原性の高いウイルスが母国に持ち込まれたとする話が長らく信じられてきた。しかし、インフルエンザ感染者を乗せたナイアガラ号は到着と同時に隔離されたため、その船がニュージーランドでのパンデミックを引き起こした原因とは考えにくい。おそらく現在証言する人がいるように、同じ10月にヨーロッパから帰還してきた軍人たちが、そのモンスターウイルスをニュージーランドに持ち帰った可能性が高い。大部分の軍人は第2波のウイルスが猖獗《しょうけつ》を極めていたイギリス南方の軍事キャンプから戻ってきたのだが、ニュージーランドに到着後すぐに全国各地へと散らばって行ったのである。

その当時、ウイルスは分離されていないので確かなことはわからない。しかし、記録資料から推察するに、10月6～8日の3日間にオークランドとクライストチャーチ(Christchurch)において、致死的な肺炎を伴うインフルエンザによって6人が死亡していた。それはナイアガラ号が到着した10月12日よりも前に起こっていたのだ。

この致死的なウイルスがオークランドで広がった要因の一つに、11月8日にドイツ軍が休戦条約に署名し戦争が終結した、という誤った電報が届いたことが挙げられるだろう。オークランド市民は、戦争終結のニュースに狂喜し、街の通りにはお祝いをする群衆が押し寄せた。病気の人々でさえもベッドを離れてお祝いの群衆に入り混じった。しかしその報告が誤報とわかると、市の職員は酒場を閉め群衆を解散させた。その4日後にスペインかぜインフルエンザのピークがやってきて、83名が死亡した。その日は本当の終戦日だったが、公的な祝賀行事は行われなかった。

オークランドの葬儀屋はごった返していた。遺体を集めるために、霊柩車の他に窓に目隠しをした車や馬、手押し車までが徴発された。ビクトリア公園は野外の遺体安置所と化した。フィラデルフィアと同様に、健康な若者が最大の被害者だった。一方で子どもはそのウイルスに免疫をもっているかのようだった。11月13日からの20日間に、1日2本の列車を仕立てて、オークランド市の西にあるワイクメート墓地まで多数の遺体が運ばれた。11月の終わりまでには、オークランドでの死者数は1日10人以下にまで減少した。12月4日以降には教会が再開し、市の公共業務もようやく正常に戻った。

結局、オークランドでは１０２１人もの犠牲者が出て、死亡率は0・76パーセントであった。市の保健当局は硫酸亜鉛のエアロゾルスプレーを予防措置として使用した。しかしこの処置は、予防というよりはむしろ逆に、その処置を受けるために集まってきた人々の間にウイルスの拡散を促す結果につながったかもしれない。

これら二つの都市が、スペインかぜインフルエンザの影響を最も強く受けたというわけでは決してない。スペインかぜインフルエンザウイルスは世界の至るところほぼすべてに侵入していった。もっとも例外事例もあり、南太平洋の孤島、米領サモアは海港における厳密な検疫によって、病原性の高いウイルスの侵入を食い止めることに成功した。しかし一方では、他の地域と比べてより深刻な被害を受けた地域もあった——アラスカ原住民の部落では、ほぼすべての大人が死滅したところもあったのだ。

記録された人類の歴史のなかで最大のパンデミックの一つが起こってから100年を経過した現在、われわれは問いかける——1918年のスペインかぜパンデミックから学んだことは何だったのだろうか？　われわれは以下のような多くの教訓を得た。

- インフルエンザの重篤度（severity）は軽症なものから致死的なものまでさまざまである。しかし未だわれわれには、ある流行が深刻な被害を引き起こすか否かを正確に予測することはできない。
- 1918年のスペインかぜパンデミックでは、子どもや高齢者の年齢層と比べて、若年成人者層により多くの犠牲者を出した。それに対して1957年（アジアかぜインフルエンザ）と1968年（香港かぜインフルエンザ）のパンデミックでは逆の年齢分布が見られた。一方、2009年の（H1N1）2009パンデミックにおける年齢別の死亡率は、1918年のパンデミックと似ていた。このことから、ウイルスが異なれば、影響を受ける年齢層も変わるということがわかった。
- インフルエンザは、人々が密集した状況下ではより速く拡散する。

・地球上のある特定の民族集団は、他の人々に比較してインフルエンザに対する感受性が高い。
・軽微なインフルエンザウイルスの感染後に獲得された免疫は、同じウイルスに由来する病原性が高まった変異ウイルスに対して感染防御することができる。
・検疫は有効だが、適切に実施するのは非常に困難である。
・インフルエンザ感染に続発して起こる細菌感染は、高い死亡率の主な原因となりうる。
・マスクは感染防御と感染拡大を遅らせるのに役立つ。
・硫酸亜鉛のエアロゾルスプレーは感染を防御しない。
・アスピリンなどの解熱鎮痛剤は効果的に熱を下げる［ただし、小児におけるインフルエンザの治療にアスピリンなどの解熱鎮痛剤を投与すると、ライ症候群(Reye syndrome)という脳や肝臓に脂肪変性を伴う重症疾患を起こす危険があるので注意が必要である］。

１９１８年当時、保健担当者が知らなかったのはインフルエンザの病因であった。軽微なウイルスが、突然変異によって「殺人ウイルス」に変化したことも知らなかったし、どんな抗ウイルス薬やワクチンが効果的なのかも知らなかった。この本では、私の生涯にわたる研究から得られた、これらの問題に対する私の個人的な知見について述べる。これから先に続くのは、科学の進歩に重要なのは、たゆまぬ努力と幸運であり、さらには周囲からの拒絶や失敗を恐れずに受け入れ、自分の手を汚して仕事をする意欲をもつことにある、という話である。これらを私自身がどのように経験してきたか、話し始めよう。

私の行ってきた研究は、考えうる限りこの上なくやりがいのある仕事である。

第2章　インフルエンザ研究の夜明け

壊滅的なスペインかぜインフルエンザの大流行が終息した後、各国の公衆衛生当局は次には何が起こるのだろうかと戦々恐々としていた。この怪物のような「モンスターウイルス」が今後も流行し続けるのか？　それとも、より温和なインフルエンザへと形を変えていくのか？　世界中の公衆衛生担当者たちは、将来のワクチン開発につながるような研究を通して、これらの疑問に対する答えを探し始めた。

１９１８年の大流行後も数年間にわたって、世界のあちこちでは散発的ながら深刻な流行に見舞われていた。１９２０年にはシカゴとニューヨークで1万１０００人のインフルエンザによる死者が記録されている。とくにニューヨークでの1日あたりの死亡者数は、１９１８年のいずれの日よりも多かった。地球の反対側のオーストラリアでは、入港する船に対する厳しい検疫が実施されたので、１９１９年になってから大流行に見舞われて社会生活が分断されるまでのしばらくの間は、深刻な流行から逃れることに成功していた。最終的には大きな健康被害は出たものの、オーストラリアでのインフルエンザによる死亡率（人口１０００あたり2・3人）は、１９１８年にニュージーランドで記録された数（人口１０００あたり5・8人）を下回った。深刻な流行は１９１９年、１９２０年、１９２１年と散発的に続いたが、１９２２年までにはこのインフルエンザの重篤度は低下して通常の季節性インフルエンザとなり、毎年世界各地で繰り返される従来の流行パターンに戻った。

現在、毎年流行している通常のインフルエンザ(季節性インフルエンザ)は、1918年の前半に流行した第1波と同程度か、もしくはおそらく少し軽微なものである。突然の頭痛、悪寒、分泌物を伴わない乾性の咳、摂氏38〜40度の発熱、筋肉痛、全身倦怠感と食欲低下を伴う。発熱は通常3日間で解熱するが、倦怠感は2週間ほど続くことがある。季節性インフルエンザを軽く見る傾向があるが、ニュージーランドでは470万の人口のうち毎年400人[人口1000あたり0・085人]もがインフルエンザで死亡している。

ニュージーランドにおける毎年のインフルエンザ流行については、直接的な医療費と社会における経済的損失が計算されているが、平均して数十億米国ドルにのぼると推定されている。2007年に公表された数字によると、米国では人口3億2000万のうち、毎年平均3万5000人がインフルエンザによって死亡している。一シーズンの流行による直接的な医療費の平均は104億米国ドル、経済的損失は871億米国ドルである。つまり、どのような尺度で考えても、季節性インフルエンザは決して些細な病気といった範疇にとどまるものではない。ワクチン接種を受けるべき年齢は各国の政策によって異なってはいるが、世界保健機関(WHO)の勧めるワクチンを毎年接種することが肝要である。

1918年のスペインかぜインフルエンザ大流行の原因ウイルスである、H1N1亜型インフルエンザウイルスはその後、病原性が低下し季節性インフルエンザウイルスとして何十年にもわたって少しずつ変化しつつ流行を繰り返した。このウイルスは、温帯地域では毎年冬期に、熱帯地域では一年中流行を起こしていた。しかし、1957年にはそれまでの毎年の変化とは異なる大きな変化が起こった。まったく別の亜型のインフルエンザウイルス(H2N2、アジア型)がアジアで出現したのだ。そ

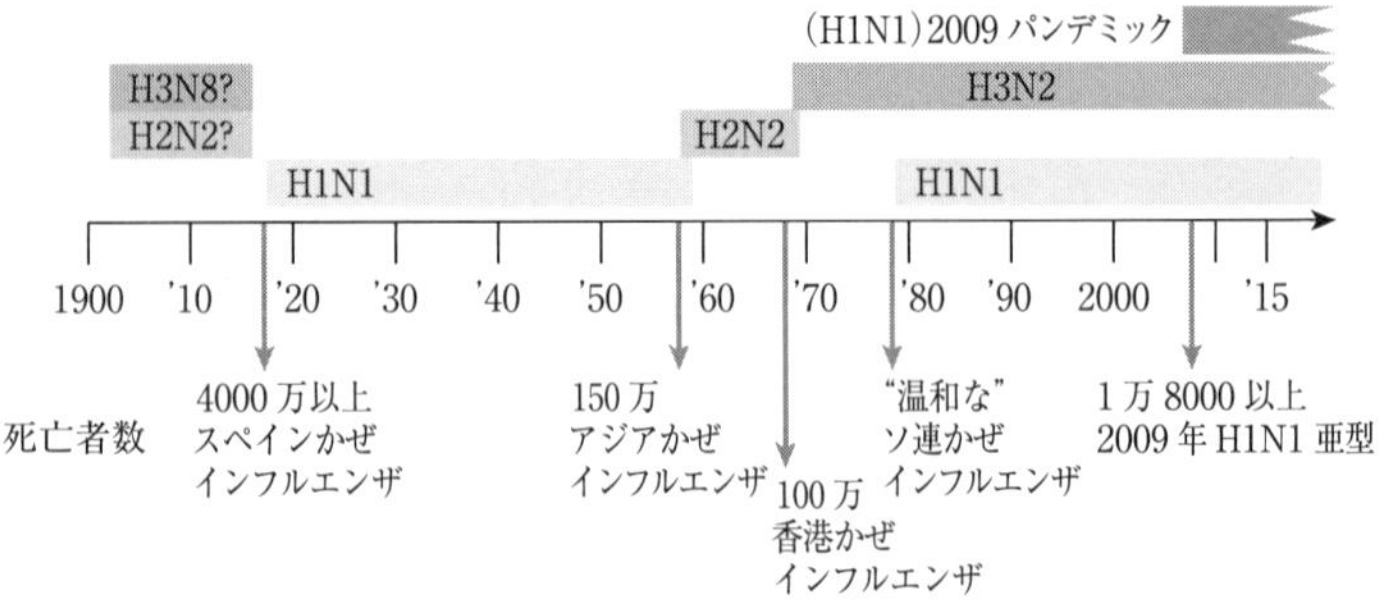

図 2-1　インフルエンザの流行とパンデミック．パンデミックは 1918 年(H1N1 亜型によるスペインかぜインフルエンザ)，1957 年(H2N2 亜型によるアジアかぜインフルエンザ)，1968 年(H3N2 亜型による香港かぜインフルエンザ)，1977 年(H1N1 亜型によるソ連かぜインフルエンザ)，2009 年(H1N1 亜型)に発生した．それぞれのパンデミックが起こってから次のパンデミックが起こるまでの間，パンデミックを起こしたウイルスは季節性インフルエンザの流行を繰り返す

してそれまでのＨ１Ｎ１亜型ウイルスを駆逐して、20世紀で2度目となるアジアかぜインフルエンザのパンデミック（世界的大流行）を起こした。世界中で１５０万人が死亡した。その後10年間、このＨ２Ｎ２亜型ウイルスが新たな季節性インフルエンザとして毎年流行を繰り返していたが、１９６８年にはさらに別の亜型であるＨ３Ｎ２亜型ウイルス（香港型）が中国南部で出現し、香港かぜインフルエンザのパンデミックを起こした。これに伴ってそれまでのアジア型ウイルスは消失し、香港型ウイルスが季節性インフルエンザとして、現在まで少しずつ変化しながら毎年流行を繰り返している。その間にＨ１Ｎ１亜型ウイルスの再出現によって１９７７年と２００９年にもパンデミックが発生した。**図２－１**に20世紀における流行とパンデミックの時系列を記載しておく。

　インフルエンザウイルスには、Ａ、Ｂ、Ｃという三つの型（type）があり、最近四つ目の型であるＤ型が提唱されている。Ａ型はヒト以外にも多くの動物や鳥類からも見つかる。Ｂ型は季節性インフルエンザとしてヒトの間で流行するが、亜型はなく、パンデミックの原因とはならない。アザラシから検出されたこともある。C型は、主にかぜ症候群の小児とブタから、D型はウシから見つかっている。A型インフルエンザウイルスはヒトにおける季節性インフルエンザの流行に加え、スペインかぜインフルエンザに代表されるパンデミックを引き起こしてきたウイルスである。A型インフルエンザウイルスには16種類の亜型(subtype)があり、それらのすべてが水禽類で見つかっているが、最近新たな2種類の亜型がコウモリで発見された。

インフルエンザウイルスの特徴の一つに、1918年のパンデミックで十分示されたように、非常に変化しやすいという性質がある。1918年のウイルスは温和なウイルスから致命的なウイルスに変化し、ふたたび温和なウイルスに戻っていった。この変化の秘密はなんだろうか？　なぜこのウイルスはその後何回も流行を繰り返しているのか？　さらに、今後もパンデミックを起こし続けるのだろうか？

すべての病原体と同様に、攻撃する側のウイルスと攻撃される側の宿主の間には常に戦いが起こっている。インフルエンザウイルスが、鼻、喉や肺の表面を覆う上皮細胞に接着する際には、宿主の体はサイトカインと呼ばれるいくつもの防御物質を放出することによってウイルスを迎え撃つ。それに続いて体内に侵入して来るウイルスに対しては、これと特異的に結合する抗体を産生することによって、白血球の一種で「掃除屋」の機能をもつマクロファージがウイルスを排除できるように、この細胞を活性化させる(ウイルスを構成する分子の中で、抗体が結合する分子を抗原と呼ぶ)。加えて、宿主の体にはキラー細胞(killer cell)と呼ばれる、ウイルスを破壊する細胞も存在する。このようなウイルスに感染すると、ヒトの体は、ウイルスを殺すためのさまざまな生理活性物質(サイトカインやケモカインなど)を産生するが、これらの作用によって体温は上昇し、インフルエンザ特有の筋肉痛や関節痛、疲労感などが現れてくる。感染したヒトは通常1週間程度でこの戦いに勝利して回復し、その後にはこのウイルス抗原に対する免疫学的記憶が保存される。再び同じウイルスが攻撃してきた場合に備えて、この免疫記憶によってより多くの抗体で速やかに迎え撃てるように事前準備がなされるのである。

人体がこのようにウイルスの侵入に備えていても、ウイルスの方はときどきその表面にある抗原の構造を変化させることによって、人体が以前獲得した免疫記憶では認識できないように変身し、それによって免疫記憶による防御網を回避することがある。このようなインフルエンザウイルスの変化には二つの様式がある。インフルエンザウイルスの増殖過程において、ウイルスがもつ遺伝子複製酵素(RNAポリメラーゼ)は、常にある一定の割合でその遺伝的情報(RNA)の複製にエラーを起こす。しかし、このエラーに対しては修復機構が存在しない。このため、ウイルスの抗原性を規定する表面タンパク質(HAとNA)をコードする遺伝子に、ほんの少しだけ塩基配列の変化(点突然変異、point mutation)が起こり、変異ウイルスが産生される。したがってインフルエンザウイルスでは、HAタンパク質やNAタンパク質の抗原性が少しずつ変化した子孫ウイルスが出現することになる。その結果、毎年の流行中には元の親ウイルスと同じコピー・ウイルス以外に、遺伝子レベルと抗原レベルで親ウイルスとは少しずれたさまざまな変異ウイルスが次々と生まれてくる。この混ざり合ったウイルス集団が、以前のウイルスに対する免疫記憶をもつヒトに感染した場合、変異ウイルスの抗原はそのヒトの免疫システムによっては認識されない。そのために、免疫による感染阻止作用から回避することができ、これらの変異ウイルスが選択的に生き残ることとなる。このような遺伝子RNAの変化(突然変異)を「遺伝子ドリフト」と呼び、これに伴うHAタンパク質やNAタンパク質の抗原性の変化を抗原ドリフト（連続抗原変異）という。この機構によって、季節性インフルエンザウイルスは毎年、表面抗原の一部分が少しずつずれるように連続的に変化していく。人類の多くが、ある流行ウイルスに対する免疫記憶を獲得してそれに抵抗できるようになると、そのウイルスから派生した変異ウイルス（従前の防御免疫から回避できる抗原変異ウイルス）が生き残って次の流行を起こすのである。季節性インフルエンザではこのような連続変異が繰り返し生じているのだ。

ウイルスが多様性を獲得するもう一つの機序が「遺伝子分節の再集合」と呼ばれるものである［交雑と呼ばれることもあるが、以下に説明するように、遺伝子分節同士の交換である。本書で交雑というときは、遺伝子分節の再集合の意味である］。これによって、二つの異なるインフルエンザウイルスの遺伝情報が、まるで交配するように混ざり合う。インフルエンザウイルスはその遺伝情報として、コードするタンパク質ごとに8本の異なるＲＮＡ分節をもっており、各分節は互いに独立して複製される（**図2－2**）。二つの異なるＡ型インフルエンザウイルスが、一つの細胞に同時に感染した場合、それぞれの分節ごとに、どちらか一方のウイルスの遺伝子が選ばれて8本の遺伝子分節をもつ子孫ウイルスができる。それによって、理論上２５６［＝2^8］通りの異なる遺伝子分節の組み合わせをもったウイルスが出現することになる。この際にＨＡ遺伝子またはＮＡ遺伝子が入れかわると、新たに出現したウイルスは従前のウイル

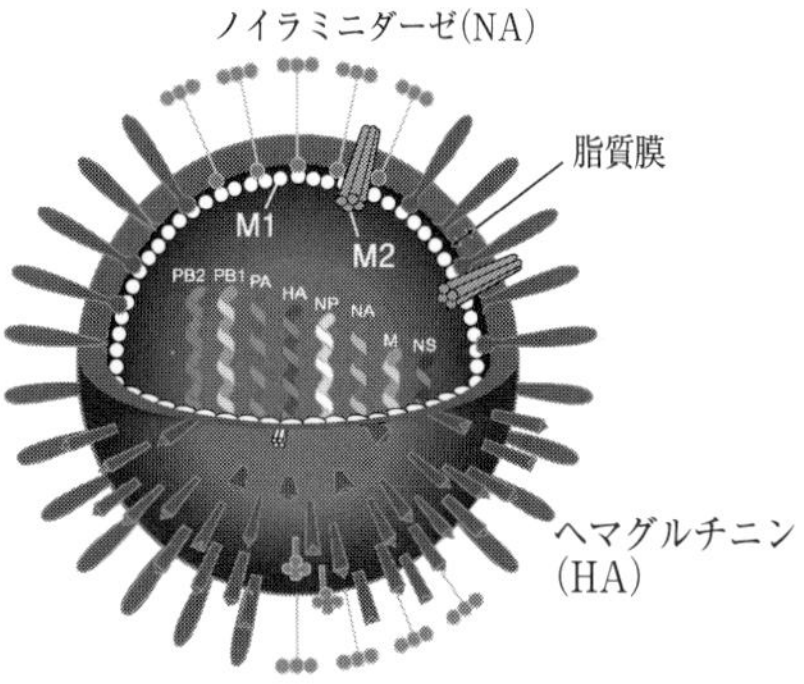

図 2-2　インフルエンザウイルスの構造

スとは別の亜型(抗原性が大きく異なり免疫的に互いに交差しない)であり、またヒトがこの新しい亜型のウイルスに対する免疫記憶をもたない場合には、世界中で大きな流行を起こすことになる。このような遺伝子分節の再集合により別の亜型ウイルスに置き換わるという大きな変化を抗原シフト(不連続抗原変異)という。20世紀のほとんどのインフルエンザ・パンデミックはこの機序によって引き起こされてきた。

インフルエンザウイルスの大きさは直径がおよそ100ナノメートル(nm)で(ヒトの髪の毛の太さは8万〜10万ナノメートル)、その形は球状から繊維状まで多彩である。ウイルスの構成成分は、ウイルスの遺伝情報に基づいてウイルスが感染したヒトの細胞によって合成される。感染細胞内で合成された構成成分のうちで、外部構成成分の糖タンパク質は細胞表面を取り囲む脂質膜(細胞膜)にスパイク状に挿入され、この脂質膜がウイルスの内部構成成分を包み込むように取り込みながら細胞外へ出芽《しゅつが》して、ウイルス粒子の外膜(エンベロープ)になる。その結果、膜表面から突出するスパイク状の突起物をもったウイルス粒子が産生される。このスパイクには3種類あり、最も数の多いのがヘマグルチニン(赤血球凝集素、haemagglutinin, HA)である。このHAタンパク質が、ヒト細胞の表面に存在するレセプターにウイルスを結合させる。もう一つのスパイクがノイラミニダーゼ(neuraminidase, NA)という酵素で、膜上に集合した状態で存在している。この酵素は細胞表面のレセプター分子を切断するハサミとして働いて、新たに産生された子孫ウイルスを感染細胞の表面から切り離し、周囲に拡散できるようにする。三つ目のスパイクは、マトリックス2(M2)タンパク質と呼ばれる短い管状の突起物である。ウイルス外の水素イオンをウイルス粒子内部に送り込むイオンチャンネルの機能をもち、ウイルス感染の初期段階で重要な働きを果たす。脂質膜(エンベロープ)の裏側には、マトリックス1

(M1)タンパク質の層が裏打ちしており、これがウイルスの遺伝情報である8本のRNA分節を包み込んでいる。

　1980年、WHOによってインフルエンザウイルスの命名法が標準化された。ウイルスの名称は、ウイルスの型、そのウイルスが分離された宿主動物の種類(便宜上ヒトから分離されたウイルスの場合には「ヒト」は記載しない)、分離された国・地名、分離番号、そして分離年からなっている。さらに( )内にヘマグルチニン(HA)とノイラミニダーゼ(NA)の亜型を記載する。たとえば、A/Madrid/101/1918(H1N1)と記載されたウイルスは、ヒトからマドリッドで1918年に分離された分離番号101番のA型インフルエンザウイルスで、HAとNAの亜型がH1N1亜型だということになる。もしもこのウイルスがブタから分離されたものであれば、A/swine/Madrid/101/1918(H1N1)となる。

　スペインかぜパンデミックの直後に話を戻すと、1919〜1920年にかけてニュージーランド、イギリス、米国や他の国々の公衆衛生当局者たちは、インフルエンザの医学的重要事項を再検討した。その結果、今後ワクチンを開発するためにも、原因となる病原体の性状を解明することが喫緊の課題であるとの認識で一致した。

　現在、ヘモフィルス・インフルエンザエ(インフルエンザ菌)と呼ばれる、ヒトに肺炎や髄膜炎を起こす細菌[1892年にドイツのリヒャルト・ファイファー(Richard Pfeiffer)によってインフルエンザ患者から分離された]がある。これがインフルエンザの病原体である、との当時の科学者たちの共通認識に基づいてその誤解を招く名前がつけられたのである。1918年のパンデミックの際には患者の喉からこの細菌がしばしば分離されたので、この細菌がスペインかぜインフルエンザの病原体であると判断された。この結論は、この細菌から作られたワクチンが効果的であるとする研究結果に支持されていた。ワクチン投与の時期が、ちょうどパンデミックの終息期に当たっていたことがこの判断に結びついたと考えられる。実際のところ、このワクチンはこの細菌による肺炎と、パンデミックの際の主要な死因の一つであった続発性の細菌性肺炎の一部を防いだという意味では、なんらかの効果はあったようだ。しかしこの細菌、インフルエンザ菌はインフルエンザの直接の病原体ではなかった。

1918年のパンデミックの原因がウイルスであろうとの最初の手がかりは、全く予想外のところから得られた。1901年に2人のイタリア人科学者エウジェニオ・チェンタンニ(Eugenio Centanni)とエチオ・サボヌッチ(Ezio Savonuzzi)が、家禽《かきん》ペスト(fowl plague)と呼ばれる極めて致死性の高いニワトリの病気[H5亜型やH7亜型の高病原性鳥インフルエンザウイルスによって家禽で流行する致死的全身性感染症]が、非細菌性の病原体によって起こされることを明らかにしていた。これが後にウイルスと定義づけられた、最初の病原体の一つとなった。家禽ペストはニワトリの気道と肺から始まり、血流を介して脳を含め全身に広がる病気である。感染したニワトリは、全身の臓器からの出血を伴って、ほぼ100パーセントが死亡する。しかし、家禽ペストの特徴がヒトのインフルエンザとは大きく異なっていたために、両者には何の関係もないと思われていた。しかしその後1955年になって、ドイツ・チュービンゲンのベルナー・シェーファー(Werner Schäfer)が家禽ペストとヒトのインフルエンザウイルスとの関連性を初めて示すことになる。

1918年に時間を戻すと、米国農務省に所属するアイオワ州フォートドッジの獣医師、ジョン・S・ケーン(John S. Koen)が、ブタの間で大流行した呼吸器疾患が、当時ヒトの間で流行していたインフルエンザに酷似していることを報告している。１９２８年には畜産局のチャールズ・Ｓ・マクブライド（Charles S. McBryde）が、感染したブタ由来の気道粘液をそのまま用いて、インフルエンザをブタからブタに伝播させることに成功した。しかし彼は、細菌濾過用のフィルターを通した粘液では病気が伝播されなかったので、病原体がウイルスであると同定するには至らなかった。ウイルスの大きさが細菌よりも小さいことを利用して、当時はこのような濾過法が、細菌とウイルスを見分ける最も簡単な方法であった。数年後、ニューヨークのロックフェラー医学研究所のリチャード・Ｅ・ショープ（Richard E. Shope）が再び同じ濾過実験を行って、ブタの間でインフルエンザを伝播させることに成功し、病原体がウイルスであることを証明したのだ。

その頃、英国医学研究協議会（ＭＲＣ）がウイルスに関する研究を行っていた。猟犬で流行するイヌジステンパーという病気が、イギリスにおける人気スポーツのキツネ狩りに大きな損害をあたえていたために、愛好家向け雑誌「フィールド」はＭＲＣに対して莫大な研究資金を提供してその解決を求めていた。イヌジステンパーは主にイヌの伝染病で、熱と咳、嘔吐と下痢で始まり、麻痺や痙攣を起こしてときに死に至る。研究室長であったパトリック・レイドロウ（Patrick Laidlaw）は、フェレット（イタチの一種）がイヌからジステンパーをうつされることを聞き知っていた。そこで１９２１年にロンドン郊外のミルヒル（Mill Hill）にある研究所に、この病気を研究するための厳重な隔離実験室を造った。

ＭＲＣの若い生物学者であったクリストファー・アンドルーズ（Christopher Andrewes）は、ショープがブタインフルエンザの研究を行っていたロックフェラー医学研究所に2年間留学してリウマチ熱の研究を行っていたが、この間にショープとの友人関係を築いていた。アンドルーズがＭＲＣに戻った後、1933年に突然ロンドンで季節性インフルエンザの流行が起こったが、この際に専門家としての関係も深まった。アンドルーズ、レイドロウと彼らの同僚であるウィルソン・スミス(Wilson Smith)はインフルエンザ患者の喉から検体を採取して、ショープが用いた方法によってフェレットにインフルエンザを感染させることに成功した(フェレットはヒトと同じ症状を示すことから、現在でもインフルエンザ研究のよいモデル動物となっている)。彼らは病原体が細菌濾過膜を通過することを示してウイルスであることを証明した。さらに、病原体を同定する際のコッホの三原則、すなわち病原体を純培養できること、分離された病原体を健康な動物に接種することによって病気を再現できること、接種した動物から病原体を再分離できること、のすべてを満たすことに成功した。彼らの実験によって、このウイルスがインフルエンザを起こしていることが完全に証明されたのだ。

フェレットを使った伝播実験の際に、当時スミスの実験室の医学生だったチャールズ・スチュアート-ハリス(Charles Stuart-Harris)に向かってフェレットがくしゃみを浴びせた。数日後に彼はインフルエンザを発症した。病原体がスチュアート-ハリスから分離され、それが別のフェレットに接種されてインフルエンザを発症させ、さらにこのフェレットから再分離された。一方、ロックフェラー医学研究所では、ショープがフェレットでの実験を繰り返している間に、フェレットに麻酔をかけてウイルスを肺の奥の方の感受性細胞に接種した方が、容易に感染させることができることに気づいていた。この情報がロンドンにいるチームに突破口をもたらした。彼らはフェレットの実験から離れて、実験動物であるマウスに感染させることを試みながら失敗を繰り返していたのだ。ロックフェラー医学研究所のトーマス・フランシス(Thomas Francis)は、麻酔下のマウスにインフルエンザウイルスを感染させることに成功し、それ以降は小型で繁殖させやすいマウスが、インフルエンザ研究において標準的な実験動物となった。

インフルエンザ研究における次なる大きな挑戦は、ウイルスを分離培養する簡単な方法を見つけ出すことであった。ロンドンのMRCの実験室の研究者たちは、ニワトリの卵でウイルスを培養することにある程度成功していた。その方法とは、10日齢の発育鶏卵を入手して卵殻に穴を開け、ここからインフルエンザ患者の咽頭洗浄液を接種することだった。オーストラリアから2年間の奨学研究員としてMRCを訪れていたフランク・マクファーレン・バーネット(Frank MacFarlane Burnet)がこの仕事に貢献した。彼はメルボルンに帰った後に、ニワトリの胚を囲む羊水で満たされた羊膜腔内にインフルエンザ患者の検体を接種すると、ウイルスが非常によく増殖することを発見した。一方、MRCのチームは、検体を接種した最初の卵から採取した羊水を次の卵の羊膜腔に接種し、さらに3番目の卵に接種するという継代を重ねることにより、10～12日齢の発育鶏卵のより大きな漿尿膜内に接種した場合でもウイルスが増殖するようになることを見つけた。その結果、インフルエンザウイルスを容易かつ大量に増殖させる方法が確立され、現在でもワクチン製造などに広く応用されている。

利用可能なウイルスを容易に入手できるようになったことが、ウイルスを含む漿尿液がニワトリやヒトの赤血球を凝集する(ウイルスが赤血球表面に存在するレセプターに結合して、赤血球同士を塊にさせる)という現象(赤血球凝集反応)の発見に結びついた。また、インフルエンザウイルスの赤血球凝集能力には定量性があることを応用して、ウイルス量の簡便な定量方法が確立された。さらに重要なことは、この現象はインフルエンザから回復したヒトの血清抗体によって阻害されるという発見だ。これを応用した赤血球凝集阻止試験と呼ばれる簡単な血清学的手法によって、異なったインフルエンザウイルス分離株間の抗原性の違いを比較することや、ワクチンの効果を調べることができるようになった。

ジョージ・ハースト(George Hirst)はさらに、インフルエンザウイルスによる赤血球の凝集は長時間持続せず、しばらくするとバラバラになることに気づき、ウイルスが赤血球の表面からウイルス自身を引き剝がすような酵素をもっていることを提唱した。この鋭い観察が結果的に、インフルエンザウイルスの表面にはノイラミニダーゼ(NA)という糖鎖分解酵素が存在し、これが赤血球表面のレセプターを破壊するという発見につながった。これがインフルエンザのもう一つの血清学的試験法の確立をもたらすことになった。

これらの進歩はすぐに、従来のウイルスとは抗原的に全く異なるB型と呼ばれるインフルエンザウイルスの発見につながった。この新しいウイルス株は、ロックフェラー医学研究所のトーマス・フランシスによってインフルエンザ患者から分離され、ロンドンのチームへ送られた。二つの研究チームは、この新しいウイルス株の抗原性が従来のウイルス株の抗原性とは何の関連性もないことを明らかにした。そして、従来のウイルスをA型インフルエンザウイルス、新しいウイルスをB型インフルエンザウイルスと呼ぶことに合意した。

研究者間での情報とウイルスの共有は、昔からインフルエンザウイルス研究分野における大きな特徴となっている。最初にニューヨーク、ロンドン、メルボルンの間でインフルエンザウイルス研究者のネットワークが作られ、その間でウイルスや情報を自由に共有することで、初期における多くの重要な発見がなされ、応用研究へと発展したのだった。１９４７年のＷＨＯの発足に際して、インフルエンザは年ごとの抗原変異によって永続的に変化を続けて複雑化が進むことから、世界的な健康問題の一つであると認められた。アンドルーズ(後のクリストファー卿)は、ＷＨＯにインフルエンザ研究のための国際ネットワークとリファレンス（標準品質管理業務）研究室を設置することを提唱した。国際的ネットワークを非公式に構築していた研究者たちもこれに賛同して、１９５２年にＷＨＯ協力ネットワークが設立された。世界中の26の研究室が、各自が保有するインフルエンザウイルスをここに提供することになった。

ロンドン郊外ミルヒルのアンドルーズ自身の研究室は、ＷＨＯ世界インフルエンザセンター（the World Influenza Centre）に指定された。その後これが大きく発展し、新たなＷＨＯインフルエンザ協力センターがメルボルン、アトランタ、東京、メンフィスに設立され、後に北京が加わった。ネットワークへの貢献を希望するすべての国の国立研究室は、彼らの分離したインフルエンザウイルス株を指定されたＷＨＯ協力センターに送り、そのウイルスの詳細な検査・解析とその結果の返信を依頼できる。また各協力センターによって、世界各国に対してさまざまな技術指導や教育訓練などを実施する体制が整備された。一方、ＷＨＯ重要品質管理研究室（Essential Regulatory Laboratory, ＥＲＬ）が、ロンドン、米国メリーランド州ベセスダ、東京、オーストラリアのキャンベラに設置され、代表的なウイルス株に対するフェレットやヒツジの標準血清を作製して、流行しているウイルスの同定と詳細な抗原解析、さらにワクチン候補株の開発と評価などの業務を行っている。またさまざまな標準品や参照品を作製して、統一された検査方法の標準手順書とともに各国の実験室やワクチン製造所に分与・提供している。得られた情報はすべての協力センターとＥＲＬの間で共有され、ワクチン株の更新やインフルエンザ対策の策定などに活用されている。１９７３年以降、すべてのインフルエンザ協力センターおよびＥＲＬの主要スタッフは、抗原変異に対応したワクチン株の変更を決めるために、毎年2回会合をもっている。この検討会議の結果に基づいて、ＷＨＯは次のシーズンに使用すべきワクチン製造株を公式に推奨している。

1952年にWHOには世界インフルエンザ監視ネットワーク（GISN）が設立され、2011年に世界インフルエンザ監視対応システム（GISRS）へと発展した。現在、113カ国の143カ所の国内インフルエンザセンターを含む152の研究機関がこれに参画している。WHO世界インフルエンザネットワークは、その後WHOによって設立されたすべてのWHO協力ネットワークの原型となっている。

WHO世界インフレンザネットワークが最初の難問に立ち向かったのは、1957年に中国南部の雲南省で、20世紀2度目のパンデミックが発生した際であった。原因ウイルスはそれまで流行していたH1N1亜型ウイルスとは抗原性が全く異なるA型インフルエンザウイルスであった。1918年当時とは異なり、1957年には幸運にもパンデミックの原因がA型インフルエンザウイルスであり、発育鶏卵でワクチンを製造できることもわかっていた。そのときの疑問はこのウイルスの起源に関するもので、それまでヒトの間で流行していたH1N1亜型の季節性ウイルスが遺伝的に大きく変化したのか、それともブタやニワトリなどの動物に由来する別のウイルスがヒトの中にやってきたのか、という点にあった。

コラム1 ウイルスとは?

ウイルスは究極の寄生体である。細胞内の宿命的な寄生体として、その存在を宿主である生きた細胞に完全に依存している。ウイルスは、ウイルスの構成タンパク質に包まれたRNAまたはDNAを遺伝子としてもち、遺伝情報量はほんのわずかばかりである。ウイルスは植物や動物、細菌などのさまざまな種類の生物を宿主として、それらの生きた細胞に感染して、必ずではないが、しばしば病気を引き起こす。地球上にはどんな生物種よりも多くのウイルスが存在している。コンピューター世代にとってこの言葉は、生物学的な意味でのウイルスと同様に、自身で大量に自己増殖して勢いよく拡散し、混乱(病気に相当する被害)を引き起こすコマンドを意味している。

ウイルスは最も小さな生物学的な組織である。

インフルエンザは８本の分節に分かれた遺伝情報をもつＲＮＡウイルスで、同じ型に属するウイルスとの間で遺伝子分節の再集合が可能である。

第3章　オーストラリアの海鳥からタミフルまで

科学的知識はさまざまな角度から発展しうるが、パンデミック・インフルエンザウイルスの起源を探し求める研究においては、1967年に今は亡きグレーム・レイバー（Graeme Laver）と一緒に海岸を散歩したことに端を発して、大きな進展が見られた。2004年に彼はこう記している。

この物語は、1960年代末にオーストラリアのニューサウスウェールズ州の南海岸で始まった。われわれはその海岸でおよそ10～15メートルおきに数羽の死亡したマトンバード（ミズナギドリ）が打ち上げられていることに気がついた。1961年に南アフリカのアジサシがインフルエンザウイルスによって死んだことを知っていたので、このミズナギドリもインフルエンザ感染によって死亡したのではないかと考えた。

このマトンバード（羊肉鳥）という変わった名前は、海鳥の一種オナガミズナギドリ（*Puffinus pacificus* [学名。以下同様]）という渡り鳥につけられた通称だ。この鳥は、太平洋沿岸を8の字を描くように回遊し、毎年営巣や子育てのためにニュージーランド南部の小さな島々やオーストラリアのグレートバリアリーフの島々に戻って来る。この通称は、ニュージーランドにおいて浅い巣穴から丸々としてジューシーな若鳥が容易に入手できたので、マオリ族や初期のヨーロッパからの入植者にとって手ごろな食肉の供給源であったことに由来する。マトンバードは、その皮下に魚肉のような味わいの厚い脂肪層をたっぷりと備えており、古くから塩漬けや燻製に調理されてきた。近年、グルメ・レストランではニュージーランドの珍味の一つとなっている。レイバーと私は、この鳥たちがインフルエンザに感染しているに違いないとひらめき、グレートバリアリーフにあるマトンバードの営巣地へ行けば、ちょっと面白いことが起きるに違いないと確信した。

当時、私はオーストラリアの首都キャンベラにあるオーストラリア国立大学(Australian National University, ANU)の大学院生で、レイバーは新任の若手科学者だった。われわれは調査旅行を企画したが、それを実行する資金がなかった。グレートバリアリーフの島々は保護区域なので、調査旅行には許可を得る必要があり、さらにわれわれが必要とする水や食料、装備品などすべてのものは、船で運搬せねばならなかった。われわれはANUのジョン・カーティン医学研究所の微生物学部長に打診したが、「馬鹿を言うな！　研究旅行なんて信じられるか。公費を使って君たちの友人や家族を内陸部への探検に連れて行く物見遊山みたいなものじゃないか」と言い返された。

彼は概ね正しかったが、われわれは諦めなかった。われわれは、WHO獣医ウイルス学部門長のマーティン・カプラン(Martin Kaplan)にアイデアを披露してみた。彼が、ヒトのパンデミック・インフルエンザの起源はブタかもしれない、とする学説の強力な支持者であることを知っていたからだ。嬉しいことに、カプランはこの調査旅行のために500米国ドルを用立ててくれた。1960年代後半当時、500米国ドルはかなりの額の助成金であり、ほぼすべての費用をまかなえてしまうほどだった。そこでANUも考え直し、最終的にはこの調査旅行には科学的な側面があると判断したのだ。大学は、車1台(ステーションワゴン)と、われわれが選んだ港までの往復分の燃料を提供することに同意してくれた。ANUからの参加者は、各自の自家用車でやってきた。マトンバードが生息する無人島へ最も近づきやすい港は、クイーンズランド州ブリスベンの北に位置するグラッドストン(Gladstone)で、キャンベラからはおよそ1500キロメートルも離れていた(図3－1)。

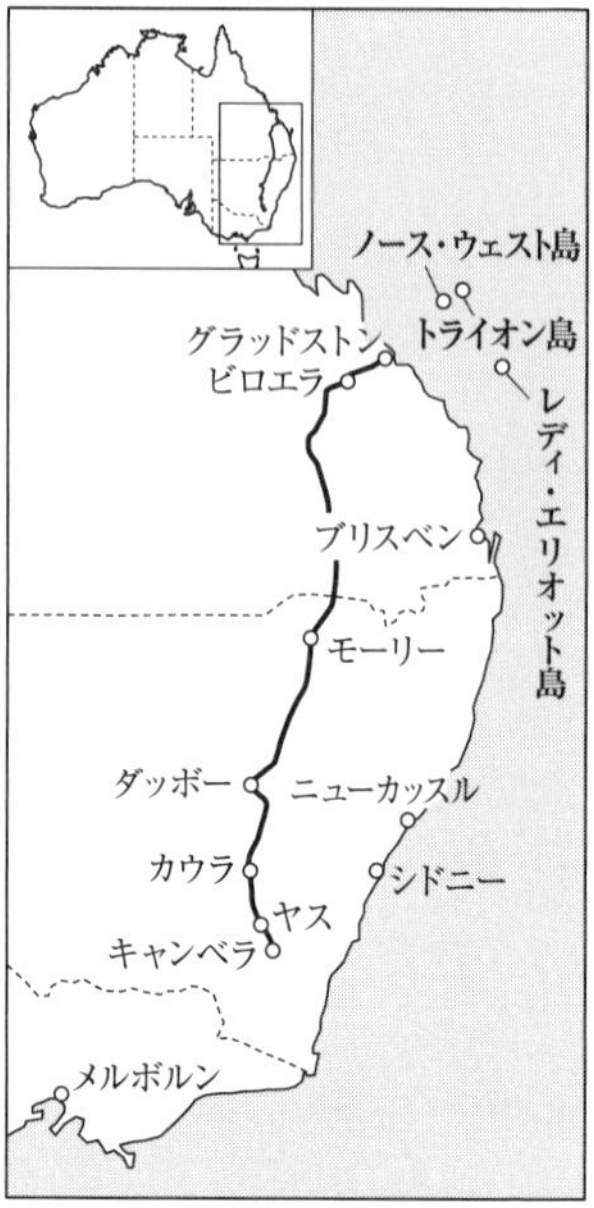

図3–1　鳥類におけるインフルエンザウイルスの探索のために，われわれが通った経路

われわれの最終目的地はトライオン島(Tryon Island)、ノース・ウェスト島(North West Island)、レディ・エリオット島(Lady Elliot Island)だった。いずれの島も、植物が鬱蒼と生い茂る砂質の岩礁で真水はない。携帯ラジオやデジタル通信機器もなかった当時、われわれは2週間の無人島生活に備えてあらゆる身支度を自分たちだけで完璧にこなさねばならなかった。それは、1人1日あたり7・5リットルの真水のほかに大量の食料、そしてダクロン社製綿棒や検体を保冷するための液体窒素をつめた大きな断熱瓶(デュワー瓶としても知られる)など、鳥からの検体採取に必要なすべての物資を持ち運ぶことを意味していた。

調査旅行に参加するボランティアには不自由しなかった。ドイツ、イギリス、米国の研究仲間たちが手を挙げたのだ。われわれは通常10〜12名程度の参加者と行動を共にした。10代の子どもを連れた家族は優先的に選ばれた。というのも、子どもは大人に比べて体重が軽いので、浅い砂地にあるマトンバードの巣穴を壊したり押し潰したりする恐れが低いという利点があったからだ。

初回の調査旅行の組織編成は、その後1〜2年おきに続けられた7回の野外調査のひな型となった。すべての研究物資を集めて車に積み込むと、調査団はキャンベラからグラッドストーンまでの2日間の旅に出発した。われわれは、海岸沿いのルートではなく、シドニーやニューカッスル、ブリスベンといった主要都市を迂回するために、内陸部を通った。内陸ルートのもう一つの利点は、夜を明かすためにどこにでも停車してすぐ道路脇でキャンプを張れることだった。何回目かの調査旅行では、オーストラリアの一部でネズミが大量発生していて、その招かれざる集団は夜間にわれわれのテントへとやって来た。床のあるテントでは大した問題にはならなかったが、ある日の早朝、ドイツ人の仲間たちが、寝袋や衣服からネズミを投げ捨てながら床のないテントから飛び出してきた。そのネズミの大量発生は全くもって信じ難いものだった——夜間には、ネズミの大移動によって路面が揺らめいているようにさえ見えた。

グラッドストーンからトライオン島までの渡航は毎回難儀だった。海は極端に激変し、ガラスのように滑らかなときもあれば荒れ狂って到底渡れないこともあった。ある調査旅行の際だったが、船長は後方で待機し、1等航海士に舵を取らせたときには心底不安になったものだ。波は荒々しく、スコポラミン・パッチ（乗り物酔い用のテープ薬）を貼っても船酔いを抑えられなかった。海水はロープで固定されたドアに打ちつけた。ところがいったん岩礁に囲まれたサンゴ礁内にさしかかると、海は静まり返りキラキラとした海岸が出迎えてくれたので、今しがた通って来た不愉快な海のことはたちまち忘れ去ってしまった。初回の調査では研究物資を手漕ぎボートで海岸まで運び、帰りはモーターボートでグラッドストーンに戻った。それ以降の調査ではモーターボートを礁湖に停泊させて、周囲の多くの島でも鳥からの検査材料を採取できるようにした。

調理や食事のための大きなテントが調査活動の拠点であり、このベーステントは数多く自生していたトゲミウドノキ（*Pisonia grandis*）の木陰に建てられた。睡眠や各自の荷物を収納するための個人用小型テントはその近辺に張った。われわれは普段、世界で最も素晴らしいサンゴ礁の上で水泳やシュノーケリングをして日中を過ごし、食料となる魚やロブスターを採った。一方、夜間は科学研究に没頭した。忘れずに指摘しておくが、このスケジュールは単にわれわれの都合を優先させたものではなく、鳥たちの習性に合わせて決定されたものだった。なぜなら、急速に大きく成長する雛鳥のために、胃袋いっぱいに魚をつめた親鳥が、巣穴へ戻って来るのは夕暮れどきだったからだ。夕暮れの繁殖地は、親鳥の帰りを待ちわびる雛鳥たちに呼びかける、親鳥たちの耳障りな鳴き声で溢れ返った。

日が暮れると、われわれはランタンを灯し、細心の注意を払って繁殖地へと足を踏み入れた。通常、鳥を捕まえてくれるのは子どもたちだった。彼らは地面に寝そべり、鳥のさえずり声がけたたましく鳴り響く巣穴に手を突っ込むと、鳥の脚や翼をつかんで引っ張り出した。新参者が巣穴の奥深くまで腕を差し入れた際には、レイバーは決まってこう言った。「ヘビに気をつけろよ！」。実際のところサンゴ礁にはヘビはいなかったのだが、その忠告は毎回、全く同じパニックを引き起こした——鳥をつかむどころかとっさに手を引っ込めるのだ。この新規加入の儀式はそのつど笑いをもたらしてくれた。

初めの数年間は、咽頭からぬぐった液と（翼の静脈からの）血液検体を採取された鳥は、すぐに巣穴へと戻されていた。その後、鳥ではインフルエンザウイルスが腸管内で見つかることがわかったので、総排泄腔［鳥類では糞便は、尿と一緒に総排泄腔＝クロアカを通って排泄される］からもぬぐい液を採取することにした。血液は試験管内で一晩凝固・分離させた後に、透明な血清成分のみを抜き取って前述の断熱瓶で（他のぬぐい液検体と一緒に）凍結保管した。およそ50～60羽の鳥からの検体採取を終えると、調査団はベーステントへ戻り、大人たちはシェリー酒を楽しみながら、その日の料理当番が準備した豪勢なシーフード料理に舌鼓を打った。

世界各地から参加した仲間たちは日中も大いに楽しんでいたが、来る日も来る日も楽園でシュノーケリングや魚釣りばかりしていると、実際にはうんざりしてくるものだ。島にはクロアジサシ（*Anous tenuirostris*）も生息していたので、日中はそれらからも同様に検体を採取しながら過ごすことを決定して、自分たちの飽くなき科学的好奇心を満たすことにした。

いくつかの約束事が作られたものの、調査旅行に事故はつきものだった。日中は遊泳中も含めて、常に帽子、シャツおよびスニーカーを着用することにしていた。日差しが厳しく、重度の日焼けが体を蝕む心配があったからだ。砂地の浅瀬には毒針をもつオニダルマオコゼやマテガイが潜んでいたので、水中でも靴は欠かせなかった。私の子どもたち、11歳のニックと13歳のサリーは3回目の調査旅行に参加したが、この約束事にいい顔をせず、早々に私を過保護な親と決めつけた。しかしその不満はトライオン島で過ごした最初の夜に一変した。オランダから来た研究者の一人が、靴履きのルールを無視して裸足で散歩しながら美しいサンゴの海岸と澄んだ水を満喫していたところ、鋭く尖った何かを踏みつけて足を深く切ってしまったのだ。踏んだものがオニダルマオコゼでなかったことは本当に幸運だった。それ以来、靴履きやその他の約束事に対する不満の声は聞かれなくなった。

同じ日の夜、われわれは激しい地鳴りで目を覚まし強い恐怖を感じた。原因はテントの隅に産卵のための穴を掘っていた巨大なウミガメだった！　われわれはうっかり巣の上にテントを張ってしまったのだが、ウミガメはお構いなしにその所有権を主張していたのだ。このときわれわれは、あらためて床のあるテントに感謝した。穴掘りはカメの産卵が落ち着くまで1時間近く続き、その後にはゴルフボール大で弾力性があり、表面がザラついた数百個もの卵が現れた。翌朝早く、ニックはその巨大な生物に馬乗りになって、カメが大海へと戻る旅の一部を後押ししてやった。そのカメは浜辺では材木を引きずるような動きをしていたが、海へ戻ると機敏で優雅に泳ぎ去っていった。

無人島におけるそれ以外の約束事としては、サメがエサを求めて礁湖へ入り込んでくる恐れがあるので、「上げ潮のときには泳がない」ことにしていた。実際、ノース・ウェスト島でモーターボートへ戻るために胸元辺りの深さの水中を歩かなければならなかったとき、われわれの一団は窮地に追い込まれた。われわれはクロアジサシを捕まえるために干潮時にそこへ出向いた。侵略者を恐れないその鳥は、巣穴にじっととどまっているので、比較的簡単な任務のはずだった。しかし、突如として嵐が迫って来た。母船の船長が撤退の合図を吹き鳴らしたとき、船はおよそ275メートルも浜辺から離れていた。サメたちがいるにもかかわらず、子どもたちを手漕ぎボートに乗せ、大人たちはモーターボートまで上げ潮の水中を歩いた。おそらくサメたちにはエサを食べる準備がまだ整っていなかったに違いないが、われわれは何とか無事にモーターボートまでたどり着くことができた。嵐に揺り動かされるボートの上であんなにも幸せを感じるような経験は、あの島を離れたとき以来一度もない。

グレートバリアリーフを初めて訪れたとき、レイバーはマトンバードの血清をすぐさま島の上で検査した。透明な寒天の上に空けた小さな穴へ血清を流し込み、すぐ隣の穴を界面活性剤で処理したA型インフルエンザウイルスの液で満たした。翌日には、ウイルスと血清を入れた穴の間に、ウイルス抗原と血清中の抗体により形成された結合物が白い筋として沈殿してきた。この結果は、マトンバードの血清がA型インフルエンザウイルスに対する抗体を含むこと、すなわちこの鳥が過去のどこかの時点でA型インフルエンザウイルスに感染していたことを示していた。しかし、この検査では亜型の種類などの詳細な解析ができないので、ANUの研究室に戻ってから多くの検査をこなさなければならなかった。

生化学研究者だったレイバーは、マトンバードの血清についてインフルエンザウイルスの表面に存在するノイラミニダーゼ(NA)酵素活性に対する阻害能力を検査した(第2章参照)。この酵素が働くと、指示薬を鮮やかな赤色にする化合物が遊離してくる。一方、酵素活性が(抗体で)阻害されると、指示薬は透明なままにとどまる。ここで問題となったのは、どのウイルス株を試験に用いるべきかという点だった。レイバーは1957年にアジアかぜパンデミックを引き起こしたH2N2亜型ウイルスを選んだ。最初に検査した20検体のマトンバード血清のうち1検体では、反応液は透明なままだった。レイバーは、そのときの興奮を次のように書き残している。「それは、科学研究をわくわくとした気分にさせるごく稀な「見つけた(eureka)!［アルキメデスが浮力(比重)を発見したときに発したとされる言葉］」と叫ぶべき瞬間だった」。その1検体のマトンバードの血清がヒトから分離されたウイルスの酵素活性を阻害したということは、その鳥が過去にヒトのH2N2亜型インフルエンザウイルスと近縁なウイルスに感染していたことを意味していた。

次にすべきことは、マトンバードからウイルスそのものを分離することだった。最初の年の結果は期待外れでがっかりさせられた。鳥から採取した数百検体もの咽頭ぬぐい液からは、一つもウイルスが分離されなかったのだ。この結果は、グレートバリアリーフへ戻って再挑戦することを正当化するものだった。1972年に実施した2回目の調査旅行では、200羽以上の鳥から採取した咽頭ぬぐい液から1株のインフルエンザウイルスを分離できた。そのウイルスは以前に報告されたどのウイルスとも異なっており、全く新しい構造のノイラミニダーゼ亜型を有していた。そのウイルスは、A/Shearwater/Australia/1/72(H6N5)と命名された。外見上健康な鳥の喉から得られたこのウイルスを、後に健康なカモやニワトリ、シチメンチョウに接種してみたが、これらの鳥においては、効率よく増殖することはあっても、病気を引き起こすことはなかった。

その間に、私は米国テネシー州のメンフィス(Memphis)にあるセント・ジュード小児研究病院(St. Jude Children's Research Hospital)へ異動していた。ここでぜひ取り組みたいと考えていたことの一つは、カナダの渡りガモのように、オーストラリア以外の大陸で渡りをする水鳥群の実態調査だった。

今では、水鳥における鳥インフルエンザウイルスは主に鳥の腸管で増殖し、糞便とともに水中へと排泄され、汚染された水を介して他の鳥へと伝播されることが周知の事実となっている。われわれはインフルエンザウイルスを見つけるうえで、間違ったところ——総排泄腔ではなく咽頭——を何年間も調べ続けていたことになる。1975年に採取した検体からは、外見上健康なクロアジサシから8株、同じく健康なミズナギドリの喉頭から1株の鳥インフルエンザウイルスを分離していた。徹底した性状解析の結果、ミズナギドリ由来の1株は、1961年に南アフリカの海岸で大量のアジサシを殺したH5N3亜型の鳥インフルエンザウイルスと近縁であることがわかった。ところがこのミズナギドリのウイルスは、その宿主だった鳥種や、実験的に感染させたカモ、ニワトリ、シチメンチョウに対しては、明らかな病気を引き起こすことはなかった。

この結果は、無害なタイプ(低病原性)の鳥インフルエンザウイルスが外見上健康な渡り鳥によって遠方へ持ち運ばれる一方で、全く同じウイルスが致死的なウイルスに変化しうる、という重要な知見を導いた。グレートバリアリーフで鳥から分離されたすべてのウイルスの中で、おそらく最も重要なウイルスは、エイドリアン・ギブス（Adrian Gibbs）がノース・ウェスト島で捕まえた70番目のクロアジサシの総排泄腔ぬぐい液から分離したウイルスであろう。このウイルスはH11N9亜型で、それ以前には全く記録されていないノイラミニダーゼ亜型を有していたことが判明した。

われわれの研究の究極の目的は、インフルエンザに対する治療および予防方法を提供することだが、そのためにはまず初めにウイルスの起源をよりよく理解しなければならない。さらに、インフルエンザウイルスならびにその構成成分の構造を解明できれば、病気を予防あるいは治癒する薬剤を開発できるはずである。そのための一つの標的として、ノイラミニダーゼ分子の酵素活性部位（すなわち細胞表面のレセプターを破壊して、ウイルス粒子を宿主細胞から切り離して周囲へ拡散させる「ハサミ」）の「活性中心」を見つけ出すことが当面の目標だった。レイバーはスイスにあるサイクロトロン（円形イオン加速器）を駆使して、ノイラミニダーゼ分子にX線を衝突させることでこの目標の達成を目指した。

医学分野におけるブレイクスルー（突破口）は、しばしば科学者が顕微鏡をのぞき込んで病原体を発見するさまで描写されるが、分子のサイズはあまりにも小さすぎて通常の光学顕微鏡では観察することができない。そのような物質の構造を調べるには、目的とする分子を可視光線よりもずっと短い波長のX線のビームの中に設置するという特殊な技術が用いられる。X線ビームが分子を通過する際に回折する方向を解析することによって、分子の構造が決定できるのだ。しかし、この技術を用いるためには試料をX線ビームが透過できるような結晶体として用意しなければならない。通常この操作には、砂糖水から氷砂糖を作るように、結晶体の生成つまり「成長」を促す特殊な条件の下で生物試料を（たとえば食塩水のような）化学溶液の中に浸《ひた》す過程が含まれる。

結晶体を適切な大きさにまで成長させる過程には、繊細で困難な作業が伴う。当時、レイバーはおそらく世界で最も偉大な結晶体生成技術者でもあった。彼はクロアジサシ由来のウイルスからN9亜型ノイラミニダーゼを単離して、世界中で誰も目にしたことがない最高の結晶体を作ることを目指した。無重量の環境がより大きな結晶体の生成を可能にすることから、信じられないような話だが、当時の技術の一つに、研究試料を米国航空宇宙局(NASA)のスペースシャトルに乗せて宇宙へと送る方法があった。残念ながら、1986年1月チャレンジャー号の爆発事故によってこの方法は中止となった。それにもめげず、レイバーはソビエト連邦の研究者に申し入れて、インフルエンザウイルスのノイラミニダーゼタンパク質を宇宙ステーション・ミール(MIR)へと送り届けてくれるように説得した。

米国の戦略家たちは、ソ連がタンパク質の結晶化分野において飛躍的な進歩を遂げてしまう可能性を危惧したが、この計画は実行に移された(レイバーは論議を巻き起こすのが大好きで、米国・ソ連両国の戦略家たちが頭を悩ますことを大いに楽しんでいた)。

ところが結果として、戦略家たちが心配する必要はなかった。宇宙で生成された結晶体は、地球上で作るものよりほんのわずかに大きい程度だったのだ。一部の科学者たちは、おそらく実際にはミールにおいては最高級の結晶体が生成されていたのだが、補給宇宙船の大気圏への再突入および、カザフスタンへの激しい着陸が結晶体の安定性にとって不都合な状況だったので、その後に壊れてしまったのではないかと推察した。いずれにしても、その後のロボット工学の発展によって、現在では最適な条件下で結晶体の生成が可能となっており、大きくて高品質な結晶体を地球上で安全に生成することができるようになった。

当時、ヒトのH2N2亜型ウイルスに由来するノイラミニダーゼの分子構造に基づいて、この酵素の活性中心を選択的に阻害するリレンザ(Relenza, 一般名ザナミビル)と呼ばれる抗インフルエンザ薬が開発されていた。しかし、この薬は患者の気道へ直接に吸入せねばならず、使用方法が難しかった。より簡便に投薬できる薬剤が求められていた。レイバーはクロアジサシ由来のN9亜型ノイラミニダーゼ分子の結晶体を、カリフォルニア州のベンチャー会社ギリアド・サイエンシス社(Gilead Sciences)に提供し、経口服用が可能なカプセル剤のデザインを支援した。現在、タミフル(Tamiflu, 一般名オセルタミビル)として知られているこの薬は、実際にはギリアド・サイエンシス社の研究者が開発し、後にスイスのロシュ社(Roche)が製造販売権を取得した。今日ではインフルエンザの治療に最も広く処方されている薬である。レイバー自身が指摘したように、タミフルはN2亜型ノイラミニダーゼの結晶体を用いて開発することもできただろうが、グレートバリアリーフのクロアジサシの検体からギブスが分離した、H11N9亜型の鳥インフルエンザウイルスが、大きくてほぼ完璧なN9亜型の結晶体をもたらしてくれたことで、開発作業全体がずいぶんと容易になったのだ(**図3-2**)。このように、オーストラリアのとある海岸での2人の若い研究者の散歩が、パンデミックウイルスの起源の解明にまつわる極めて重要な手掛かりとなり、さらに重要な新薬の開発にも貢献することになったのだ。

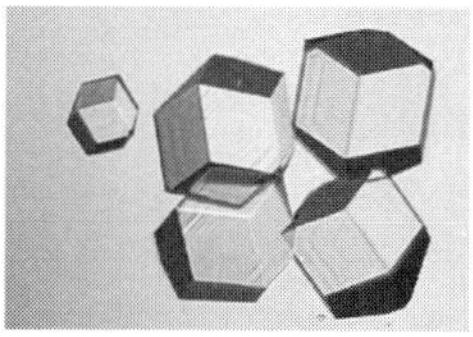

図3-2　グレーム・レイバーがクロアジサシ由来のH11N9亜型インフルエンザウイルスから調製し，後にタミフルの創薬デザインに用いたノイラミニダーゼの結晶体

第4章　研究はカナダの渡りガモへ

グレートバリアリーフの海鳥からインフルエンザウイルスを分離することに成功した後、グレーム・レイバーと私は、どこか別の場所で、違う種類の鳥からヒトのインフルエンザウイルスに関連するウイルスを分離しようと決めた。ペルーとチリの海岸沖に広がるグアノ環礁(Guano Islands)は、世界で最も海鳥の生息数が多い地域だ。ここは何百万羽もの無数の海鳥の糞が長期間にわたって堆積してでき上がった島で、農業用肥料の原料として掘り出されていた。一方、規模はやや小さいが米国のフロリダ半島南端に位置するドライ・トートゥガス(Dry Tortugas)にも多くのカモメ類やシギの仲間が生息している。１９７４年、そこでまずわれわれはグレートバリアリーフで用いた方法により、ドライ・トートゥガスにおいて海鳥の抗体調査とウイルス分離のために、１０００件以上の検体を採取した。

その4年後、ＷＨＯとペルー政府の支援で、われわれはグアノ環礁での調査に取りかかった。ペルー政府が島への渡航のために調査船を提供してくれたのだ。営巣期と雛の時代を除き、全生涯を海上で過ごす膨大な数の海鳥たちから、数千に及ぶ血清材料、咽頭ぬぐい液、糞便検体を集めた。しかし、これら2カ所の調査では、インフルエンザウイルスやそれに対する抗体は全く検出されなかった。すべての海鳥がインフルエンザウイルスに感染しているというわけではなかったのは明らかである。より適切な場所と時期を見つける必要があったのだ。われわれは戦略を変える必要があった。

私は本拠地である米国テネシー州メンフィス市の周辺に集中することに決めた。当時、研究仲間たちはカナダガン（*Branta canadensis*）が鳥インフルエンザウイルスに対する抗体を保有していること、そしてカリフォルニアの渡りガモからインフルエンザウイルスが分離されたことを報告していた。メンフィスは渡り鳥がカナダから越冬地であるアメリカ南部へ渡るミシシッピ飛翔路に位置しており、これらの渡り鳥を調査するには最適の場所だったのである。

毎年何十万羽というカモやガンが南へ渡り（図４－１）、それをハンターが撃つ。その捕獲数や狩猟期は、各地の鳥の数をモニターしているカナダ、及び米国の野生動物保護機関により定められていた。メンフィスでの狩猟期は、通常10月の後半と12月の初旬であった。

ハンターが撃ち落とした鳥から検体を得ることは簡単なことだった。米国のハンターの多くは自分が撃ち落とした鳥を自分で処理することを好まない。そのため、獲物を専門処理場へ持ち込み、手数料を払って羽毛をむしってもらい内臓を除いてもらうのである。われわれは、アーカンソー州ウェストメンフィスにあるミノウバケット処理場の所有者から許可を得て、作業所の裏手で２人の陽気な女性と一緒に検体集めを楽しんだ。彼女たちは、死んだカモを長いゴム製の指のようなものがついた回転ドラムの中に突っ込んで羽毛をむしる。そして内臓を除去してすぐにでも調理可能な状態にして、きれいに包んでハンターに渡すのである。羽毛は袋づめにされて市場に出荷され、衣料メーカーへと渡る。そこで、私たちはカモから咽頭ぬぐい液を採取し、氷をつめたクーラーボックスに保存したのであった［今から考えると、カモの一番重要な部位である腸管と糞便をすべて捨てていたことになる］。

実験室に戻り、第２章で述べた方法で、少量の咽頭ぬぐい液を10日齢の発育鶏卵に接種した。卵は摂氏35度で２日間培養した後、少量の漿尿液を採取してニワトリの赤血球と混ぜ、ウイルスの存在を

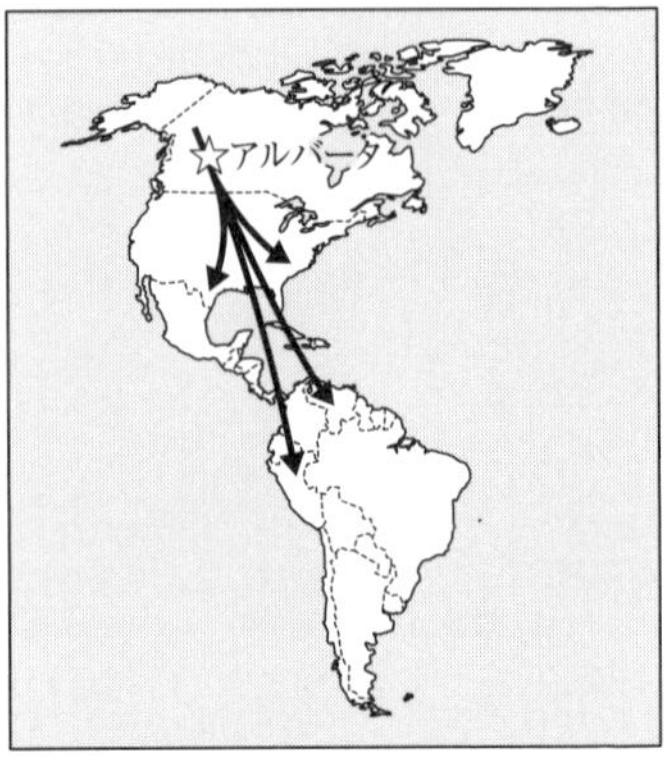

図 4-1　カナダのアルバータ州から渡ってくる野生のカモの移動経路．マガモ，オナガガモ，コガモ，オカヨシガモを含む数種のカモから検査材料を採取したが，主だった亜型のウイルスはすべての種から分離された．ほとんどのカモは米国の南部の州で越冬するが，コガモは南米大陸の北部まで渡る

調べた。もしインフルエンザウイルスが存在すれば赤血球は凝集するのである。

この調査を始めてからすぐに、インフルエンザウイルスが分離された。A/Duck/Memphis/546/74(H11N9)である。グレートバリアリーフで分離されたインフルエンザウイルスと同様に、このウイルスは若いアヒルの喉と眼に接種しても何ら病気を起こすことはなかった。

渡りガモから検体採取をした最初の年、およそ2パーセントの鳥からさまざまな亜型のインフルエンザウイルスが分離された。われわれはウイルスがカモの体内のどこで増えるのか、呼吸器以外にも存在するかを知りたくなった。ロシアから来ていたマヤ・ヤホーノ(Maya Yakhono)が、感染したアヒルからすべての臓器を摘出し、各々のウイルス量を測定してくれた。この単純な実験はもう一つの重大な発見をもたらした。彼女は調べた腸管のすべての部分にウイルスが存在し、糞便中には最も多くのウイルスが含まれることを見出したのだ。この発見は、インフルエンザウイルスが水禽類の腸管に感染するという、極めて重要な認識を導き出したのである。糞便1グラム中に1000万にのぼるウイルスが存在したのだ。おそらく、ウイルスは汚染された水を介して鳥から鳥へ感染する。これは、ハンターが長靴にウイルスを付着させて家に持ち帰る可能性を意味しており、もしそのハンターが養鶏場を営んでいれば、簡単にその鶏舎にウイルスが持ち込まれることになる。さらに、渡りガモは小さな池をかなりの量のウイルスで汚染し、水場を共有する他の動物にウイルスを感染させてしまうことも意味するのである。

メンフィスは渡り鳥の南下ルート上に位置するため、われわれはカモにおけるインフルエンザ流行時期としてはその末期をとらえていたことになる。そのために陽性率が低くなっているのではないかと考えた。おそらく渡りガモでウイルスを探る最適の場所は夏のカナダであろう。そこでは野生動物保護機関がカモの南下前に標識の取りつけ作業を行っている。私はカナダの野生動物管理局に20通を超える提案書を送った。すると、1976年7月にカナダ野生動物保護局(現カナダ環境省の一部)エドモントン支所のブルース・ターナー(Bruce Turner)から彼の標識チームへの参加を許可する返事がやってきた。私はグレートバリアリーフで使った機材を携えてエドモントンへと向かった。ダクロン社製のぬぐい液採取用の綿棒とそれを入れる保存容器、血清保存用の試料容器、凍結用の液体窒素が入ったデュワー瓶などである。

ターナーの標識チームの若いメンバーはみな協力的で、私を温かく迎えてくれた。彼らのトラックにはカモ用の罠と穀物の袋が積み込まれていた。彼らの任務は、アルバータ州東南部でバーミリオン近くにある小さな湖のほとりに罠を仕掛け、カモを捕獲して回収することであった。罠は発泡スチロール製の浮きの上に設置された鉄製の網籠で、カモが泳いで入れるほど大きかったが、いったん入ると出られないようになっていた。籠の上には餌のトウモロコシを入れた麻袋がのせられており、捕まったカモの日避けになっていた。

翌朝、各々の罠には5羽から10羽のカモがかかっていた。カモの種類(マガモ、オナガガモ等)を記録した後、脚に固有の番号を付した標識バンドをつけ、年齢を推定した。熟練者は容易に今年生まれた幼鳥か成鳥かの区別ができた。極めて稀に、すでに標識されたカモが入っていたが、その個体は記録され、第2の標識番号がつけられた。

当初、私は喉のぬぐい液を採取していた。しかし、翌年からはグレートバリアリーフのときと同様に、カモの消化管の両端（咽頭部と総排泄腔（クロアカ））のぬぐい液、及び翼の静脈から血液を採取した。捕らえたカモを岸まで運んできてくれる青年たちは極めて忍耐強かった。ぬぐい液の採取と採血のお陰で彼らの標識作業は遅れ、ときには長時間に及んでしまったのである。さまざまな種類のカモのすべてが、南への渡りに備えて丸まると肥っていた。

ターナーたちはこれらの健康な鳥がインフルエンザウイルスを運んでいるということに極めて懐疑的であった。われわれは夕食を取りながら何度も討論した。みな生物学者であり、食べるのをやめなかった！　彼らは、ちょっと頭のおかしい学者が健康な鳥の肛門（総排泄腔）のぬぐい液を集めることに対しては寛大に対応しようと努めているとの印象を、私は強く受けた。

しかし、メンフィスの実験室に戻ってこれらの検体からウイルスの分離をしてみると、素晴らしい結果が得られた。その年に生まれた幼鳥の18・5パーセント、成鳥の5パーセントがインフルエンザウイルスを排泄していたのである。ある特定の亜型が主流を占めてはいたが、さまざまな亜型のインフルエンザウイルスが少数ながら分離された。私はこの結果がターナーたちの元へ届いたとき、彼らが頭のおかしい学者のことを見直してくれることを期待した。

このカナダにおける渡りガモの検体採取は40年以上も続いているが、すべての成績について論文で発表したり、継続して検証したりしているわけではない。一度だけ、湖に住んでいる魚がカモから感染するのか、あるいは検出可能なレベルのウイルスを保持しているのかを調査しようとしたことがあった。1977年に行った2度目の検体採取のときに、家族を連れ、通常の検体採取道具に加えて北米の百貨店シアーズ・リーボック社製の刺し網(漁網)をもって、メンフィスからカナダのアルバータ州まで車を運転していった。

初日の最初の採取地で私は刺し網を車から降ろし、どこへ仕掛ければよいかをターナーに尋ねた。彼はニューファウンドランド出身でたいていのことには動じない男であった。しかし、このときばかりは蒼白になって、私に網をしまうべき正確な場所を指示した。私はカナダでは刺し網が違法であることも、野生保護に携わる人間がそんなところを誰かに見られたら大きなスキャンダルになることも知らなかった。その調査では、魚からのインフルエンザウイルスの採取は行わなかった。

その夜、末息子のジェイムスが、メンフィスの雑貨屋で買ってきた10センチメートルほどの白い毛糸状のルアー(疑似餌)を使って、最大級のノーザンパイク(*Esox lucius*)〔欧米でルアー釣りの対象として親しまれている大型の川魚〕を釣り上げてみんなを驚かせた。釣りなどしていなかった地元の人たちが、彼のルアーを調べに寄ってきた。われわれは獲物を早く食べたい一心で、捕まえた魚を調理する前に検査材料を取るのをすっかり忘れてしまっていた。このようなわけで、40年以上に及ぶカナダの野生保護関係者との共同研究の間、私は決して魚から検体を採取したことはない。

その調査の後、レイバーと合流するためにオーストラリアへ向かった。メンフィスまでの帰り道は、妻のマジョリーが家族と液体窒素に入った検査材料をのせて運転してくれた。その日の朝、南に向かって走っていると、子どもたちが、後続車がパッシングしてくるわけを聞いてきた。マジョリーが最初に心配したのは検体のことと、そして米国への輸入許可書のコピーをもっているかであった。パトカーの警官は、テネシー州のナンバープレートをつけた車を見て、時速80マイル〔約130キロメートル」以上のスピードが出ていたことに情けをかけてくれた。彼は、翌日予定されているエルビス・プレスリーの葬儀のために急いで帰るのかと尋ねたのだ。そして、当時の米国の高速道路の制限速度は時速55マイルであったので、減速するように忠告してくれたのだった。

営巣地のカモの体内でウイルスが増殖していることが解明されたが、もう一つの疑問は、インフルエンザウイルスは凍った湖の中で越冬し、春になって戻ってきたカモに再び感染するのかという点であった。1978年の真冬、ターナーのチームは氷に穴を開けて湖の水を採取した。しかし、大量の湖水サンプルを調べてもインフルエンザウイルスが分離されることはなかった。一方、他の実験からは、低温の条件ではウイルスは数カ月にわたって生き残ることが示された。そこでカナダの共同研究者たちが、春に営巣地へ戻る北帰行のカモから総排泄腔と喉のぬぐい液を採取した。すると見かけ上健康なカモのおよそ0・2パーセントが、さまざまな亜型の鳥インフルエンザウイルスを「排泄」していた。したがって少量ではあるが、インフルエンザウイルスが冬の間も南の越冬地においてカモの集団の中で感染伝播しながら維持されている可能性がある。しかし一部のウイルスが氷の中で生き残り、氷解後の湖へと南から戻ってきたカモに感染する可能性も否定できない。

＊＊＊

当初、われわれの発見に向けられた懐疑の眼差しは、支持に変わっていった。カナダのカモにおける先駆的な調査研究の結果により、人々はさまざまな面から水禽が保持する鳥インフルエンザウイルスに興味をもつようになった。地球上を飛び回る野生の水禽が、間違いなく多くの鳥インフルエンザウイルスの貯蔵庫であり、そこからヒトのパンデミックウイルスに変化して出現することが示されたのだ。これらの重要な知見を含めて、インフルエンザウイルスの生態に関する多くの基本的原則を明らかにしたのだった。それらは今日では広く受け入れられている。このような基盤に立って研究はその後も発展している。１９７５年、セント・ジュード小児研究病院はＷＨＯの「動物とヒトの境界領域におけるインフルエンザウイルスの生態」に関する研究協力センターに指定された。世界中から優秀な研究者が参加して、今日もヒトと動物の境界領域におけるウイルスの研究を続けている。

第5章　デラウェア湾——最適な場所で、最適な時期に

インフルエンザウイルスの生態学における最も重要な自然現象の一つが、毎年5月に米国ニュージャージー州にあるデラウェア湾の海辺で起きる。5月の最初の満月の日に数万匹ものカブトガニが浜に上がってきて、砂浜で抱接して卵を産むのだ。ちょうどこの時期に南米から休むことなく飛び続けてきた渡りの海鳥(コオバシギとキョウジョシギ)がデラウェア湾に到着する。これらの海鳥の渡りの時期は毎年同じ頃なので、デラウェア湾のカブトガニの卵は渡り鳥にとって絶好の補給源となり、渡り鳥の体重は30パーセントも増加する。そして渡り鳥はカナダ極北の繁殖地への中継地点であるカナダのチャーチル湾に向けてここから再び飛び立つのだ。デラウェア湾に飛来する渡り鳥はさまざまな鳥インフルエンザウイルスを運んでくる。デラウェア湾にはカモメやサギ、コウノトリなどの鳥たちが定住しており、この時期は渡り鳥と同様にカブトガニの卵を餌としている。そのため渡り鳥が運んできた鳥インフルエンザウイルスは、デラウェア湾に定住している海鳥にも伝播することとなる。カブトガニはこのような驚くべき一連の事象における「扇の要に相当する動物種」として知られている。

カブトガニ(*Limulus Polyphemus*)は非常に古い生物であり、恐竜よりも前の時代から生き続けている。干潟の泥の溜まった海底や入り江に生息しており、貝類・多毛類などの無脊椎動物を餌としている。米国東海岸のメイン州からメキシコにかけての沿岸部に生息しているが、個体群密度が最も高いのは間違いなくデラウェア湾である。

5月の最初の満月の日にオスのカブトガニが浜辺に到着する。すると間もなくオスの2倍はあろうかという大きなメスのカブトガニが浜辺にやってくる(図5－1)。オスはメスを見つけると、触肢の鉤爪を使いメスを捕まえて抱接する。メスが湿った砂浜に穴を掘って産卵すると、抱接しているオスあるいは抱接していないオスたちが、これらの卵に精子をかけて受精させる。メスは産卵用に五つもの穴を掘って1度に8万個もの卵を産む。

1980年代のこの時期、デラウェア湾の浜辺はカブトガニで埋め尽くされており、打ち寄せる波によって砂浜から洗い出された緑色のカブトガニの卵で、海岸線がくっきりと見えるほどだった。

これらのカブトガニの卵はブラジル南部に位置するラゴア・デ・ペイシェ(Lagoa de Peixe)国立公園から4日間かけて渡ってきた海鳥の補給源として必要である(その飛翔距離は4828キロメートルにも及ぶ)。25種類もの海鳥が、カブトガニの卵というご馳走を求めて毎年5月にデラウェア湾に集まってくる。コオバシギ(*Calidris canutus*)とキョウジョシギ(*Arenaria interpres*)に加えて、最も数の多い種としてはミユビシギ(*Calidris alba*)、ヒレアシトウネン(*Calidris pusilla*)、3種類のカモメ——オオカモメ(*Larus marinus*)、セグロカモメ(*Larus argentatus*)、ワライカモメ(*Leocophaeus atricilla*)——が挙げられる。驚くことに、コオバシギは南米大陸最先端のティエラ・デル・フエゴ(Tierra del Fuego)からデラウェア湾まで、途中たったの2回着水するだけで飛んでくるのだ(図5－2)。この長距離移動の前に、コオバシギは自分自身の体重の14倍もの量のイガイを満腹

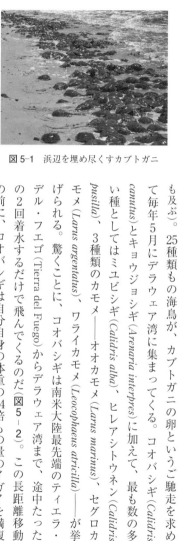

図5-1　浜辺を埋め尽くすカブトガニ

になるまで食べ、それらを脂肪として体内に蓄える。その時点で鳥の生理機能は変化しており、長距離飛翔には必要のない器官(たとえば、肝臓、肢の筋肉、消化管)のサイズが小さくなるので、より多くの脂肪を蓄えられるようになる。このような生理機能の変化によって、長距離飛翔中の鳥は固形物を消化できない。したがって、デラウェア湾を埋め尽くすゼリー状のカブトガニの卵は、消化しやすい理想的な食料といえる。

われわれインフルエンザ研究者の観点からすると、最も興味深い海鳥はキョウジョシギだった。これらの鳥(と他の種類の鳥たち)は、大西洋の米国東海岸及び南米の北部海岸から飛来し、多くの場合渡りの最後の行程でコオバシギと合流する。その結果、これら2種類の鳥は、カナダ北極圏にあるそれぞれの繁殖地に戻る渡りの途中で、餌の取り合いをすることになるのだ。

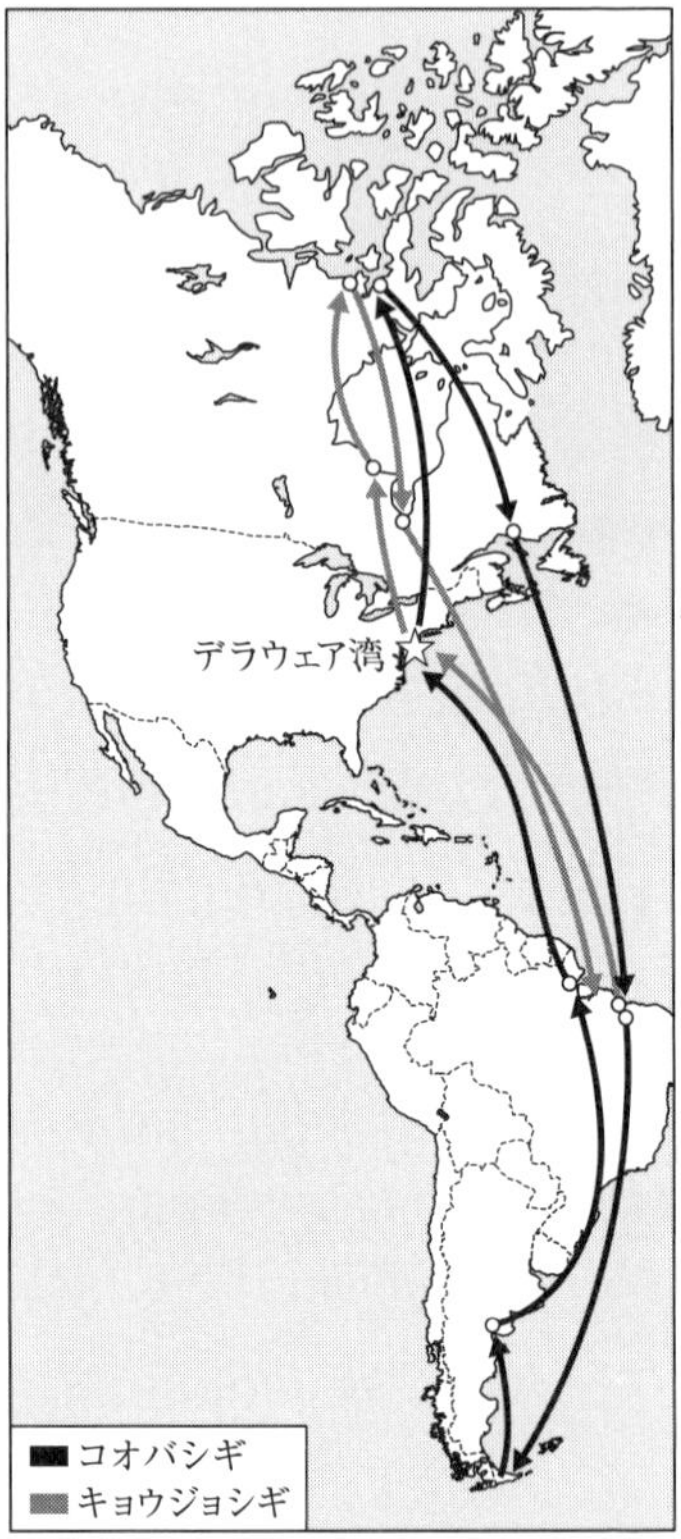

図 5–2　コオバシギとキョウジョシギの渡りの飛行ルート．コオバシギは，途中たった 2 回休憩するだけで南米先端のティエラ・デル・フエゴからデラウェア湾まで飛び，そしてデラウェア湾から繁殖地であるカナダ北部まで飛ぶ．キョウジョシギは南米北部から飛来してきてデラウェア湾でコオバシギに合流する．あるキョウジョシギは，海岸線に沿ってデラウェア湾まで飛ぶ

われわれはペルーのグアノ島とフロリダ州のドライ・トートゥガス諸島において、アメリカ大陸の海鳥からインフルエンザウイルスを分離しようと2回挑戦したが、実りの多い成果は得られなかった（第4章参照）。そのため、セント・ジュード小児研究病院のわれわれのチームは、鳥からのインフルエンザウイルス分離に再度挑戦するのに適した時期と場所を探していた。１９８３年の学会で、ラリー・グレーブス（Larry Graves）が、１９７７～１９７９年に米国メリーランド州ボルチモア埋立地のカモメから、何株かの鳥インフルエンザウイルスを検出したと研究発表したのだが、われわれは彼の発表から最初の手がかりを得ることができ、数年後にその研究論文は発表された。次の手がかりはイギリスの鳥類学者であるウィリアム（ビル）・スレイドン（William（Bill）Slayden）から得られた。彼は５月にデラウェア湾に渡り鳥が飛来することに気づき、その時期に検体を採取することを提案してくれたのだ。

１９８５年5月に初めてデラウェア湾にやってきたとき、われわれはどこへ行けば鳥を見つけることができるのか全く知らないまま当てもなく進んでいった。そしてついにリード海岸（Reeds Beach）で鳥を見つけた。それは極めて驚くべき光景だった。その浜辺には裏返しになったカブトガニの殻があちらこちらに散らばっており、カブトガニの卵を探して砂浜を掘りかえし、争って卵を食べている鳥たちでごった返していた。鳥の一部が飛び去ると、さらに多くの鳥たちが飛んできた。大部分はコオバシギとキョウジョシギであった。鳥の新鮮な糞便検体を採取するのは簡単なことだった。われわれは、海岸線に沿って鳥たちを追っていき、ダクロン社製の綿棒を使って鳥の新鮮な糞便を拾った。糞便検体は細菌の増殖を抑える抗生物質を含む、50パーセントのグリセリン溶液が入ったチューブに入れられ、氷の塊が入ったクーラーボックスにつめられた。採取してから3日以内に、それらの糞便検体はメンフィスのセント・ジュード小児研究病院の実験室へ航空便で送られた。

実験室において糞便検体に抗生物質を追加し、糞便懸濁液の一部を10日齢の発育鶏卵に接種した後、それらの卵を孵卵《ふらん》器内で摂氏35度にして2日間培養した。その後、卵の漿尿液を回収し、ニワトリの赤血球浮遊液を用いて赤血球凝集試験を行った。最初に接種した卵の中からニワトリ赤血球を凝集する多くの陽性検体が得られた。この赤血球凝集現象は、検体中にインフルエンザウイルス、またはパラインフルエンザウイルスが含まれていることを示すものである(鳥のパラインフルエンザウイルスは野鳥が保有するウイルスであり、ニワトリに感染して殺すことがある)。検査の結果、糞便検体の20パーセントがインフルエンザウイルス陽性であった。われわれは有頂天になった。その後の2年間で、当時知られていた12種類のHA亜型のうちの10種類のHA亜型の鳥インフルエンザウイルスを分離することができた。この中には1918年のスペインかぜパンデミックを引き起こしたH1N1亜型のグループに属するウイルスや、1968年の香港かぜパンデミックを引き起こしたH3N2亜型のグループに属するウイルスが含まれていた。さらにH7N3亜型に属するウイルスも検出されたが、これはニワトリとシチメンチョウに致死的なインフルエンザ(家禽ペスト)の流行を引き起こす高病原性ウイルスに変異する可能性をもつものだった。

われわれは鳥インフルエンザウイルスの金鉱に巡り合えたことに気づき、それ以降、毎年デラウェア湾において金(野鳥の糞便検体)を採掘し続けている。ウイルスの大部分はキョウジョシギから分離された。そこに定住しているカモメ、ミユビシギ、アジサシや他の鳥類から3年間毎月検体採取をした結果、最も多くの鳥インフルエンザウイルスが分離されるのは5~6月であり、9~10月ではウイルス分離効率は非常に低いことが判明した。それ以外の月にはウイルスは全く分離されなかった。9

~10月にウイルスが検出された理由は、この時期に南へ戻る途中のコオバシギとキョウジョシギが、たまたまデラウェア湾に立ち寄ったことが原因だったのかもしれない。それ以外の月でウイルスが全く分離されない事実は、やみくもに1回だけ水鳥を調べてもウイルスが分離されないことが多い理由を示していた。適切な場所で適切な時期に検査材料を採取することが重要であるのだ。

われわれの調査結果を受けて、ヨーロッパ、アジア、オーストラリアのインフルエンザ研究者たちが、それぞれの国において同じ種類の鳥類から検体採取を始めた。確かに彼らは鳥インフルエンザウイルスを検出することはできたが、われわれの5~6月のデラウェア湾で得られた結果と比べて、ウイルスの検出率は極めて低かった。海外の共同研究者たちはわれわれが得た結果を信じることができず、わざわざデラウェア湾までやってきて自ら検体を採取してウイルスの分離を試みた。その結果、彼らはわれわれと同じ結果を得ることができた。

コオバシギと他の海鳥の渡りの時期に、デラウェア湾が鳥インフルエンザウイルスのホット・スポットとなることはわかったが、その理由は未だに不明のままである。長距離飛翔が渡り鳥にストレスを与え、その結果ウイルス感染に対する抵抗力が弱くなっているのかもしれない。米国沿岸から飛んでくるキョウジョシギは、インフルエンザウイルスに対する抗体をもっていない。このようなインフルエンザウイルスに感染したことのない鳥たちと、他の種類の鳥たちが多数集まってくるデラウェア湾は、インフルエンザウイルスが広がるために最適な場となっているのだろう。ところでこれらのウイルスは一体どこからどうやって出現してくるのだろうか？　キョウジョシギは食欲旺盛でゴミ漁りをする性質があるので、ほかの動物や鳥から、あるいは南米北部の海岸沿いの町のヒトの排泄物からウイルスを拾い上げてしまった可能性もある。しかし、未だ正確なところはわかっておらず、解明すべき重要なミステリーとなっている。

長年にわたって多くのボランティアたちがデラウェア湾での検査材料の収集を手伝ってくれた。そこには研究者の孫たちまで含まれていた。私の孫の1人は3歳の頃、「見て！　おじいちゃん、鳥のウンチがあるわ！」と指を差してくれた。またデラウェア湾でのインフルエンザ調査を取材していた「ナショナル・ジオグラフィック」誌のドキュメンタリー班の人々が助っ人に加わることもあった。デラウェア湾を訪れる高齢の分子生物学者たちには、南米から飛来してくるこんなにも美しく健康的な渡り鳥がインフルエンザウイルスを運んでいるなんて、今でも信じることはできないようだ。

デラウェア湾における30余年にもおよぶインフルエンザウイルスの調査によって、膨大なインフルエンザウイルスのコレクションができ上がった。自然界全体では現時点までに16種類のＨＡ亜型のウイルスが野生の水鳥から検出されているが、そのうちの15種類の亜型のウイルスはデラウェア湾のマガモと海鳥の両方で確認されている。一方、Ｈ15亜型のインフルエンザウイルスだけは南北アメリカ大陸では検出されておらず、ユーラシア大陸の水鳥でのみ見つかっている。

分離される全ウイルスにおける各亜型の比率は年ごとに変動しており、どのようなサイクルで優勢になるかは亜型により異なっていた。ある亜型のウイルスがある場所において1年間蔓延したとしても、翌年にはそのウイルスが消失し、代わって別の亜型のウイルスが優勢になることが起こっているのだ。カモや海鳥から分離されたインフルエンザウイルスの解析結果からの情報をもとにして、１９９０年代後半にわれわれは、以下に示すとおり、Ａ型インフルエンザウイルスに関する生態学的な原則を提案した。

• 野生の水鳥は、それ以外の（ヒトを含む）動物種から分離されたほぼすべてのインフルエンザウイルスの本来の自然宿主(natural reservoirs)である。最近、二つの新しいHA亜型(H17、H18)のインフルエンザウイルスがコウモリで見つかったが、これらのウイルスの宿主動物を同定するための研究を進める必要がある。

- 鳥インフルエンザウイルスは主に水鳥の腸管で増殖し、糞便中に排泄される。
- 大多数の鳥インフルエンザウイルスは鳥類に明らかな病気の兆候を起こさないので、「低病原性」とみなされる。
- 地理的にユーラシア系統とアメリカ系統に区別される。
- H5とH7という二つのHA亜型のウイルスは特別な性質をもち、家禽であるニワトリやシチメンチョウの間で広がった後に高病原性に変化する可能性がある。
- H1、H2、H3の3種類のHA亜型のインフルエンザウイルスだけが、これまでヒトでパンデミックを起こした。

長い間、右記の結論のいくつかはかなり疑問視されていた。さらにインフルエンザ・パンデミックを起こすウイルスは水鳥からやってくるという仮説については、とくに懐疑的に扱われていた。しかしこのような状況は、1997年の香港において「鳥インフルエンザ」と呼ばれたH5N1亜型の鳥インフルエンザウイルスの出現によって一変してしまった(第10章参照)。それ以降「One world, one health(世界は一つ、健康も一つ)」という基本概念が徐々に受け入れられていった。そこにはヒト以外の自然宿主に対しては無害なウイルス——たとえばインフルエンザ、ジカ(Zika)、SARS《サーズ》(重症急性呼吸器症候群)といったウイルス——が、ヒトを含む他の動物種に広がることによって「殺人ウイルス」になりうるという概念も含まれている(図5－3)。

コラム2　世界は一つ、健康も一つ——One world, one health

「One world, one health」という概念は、ヒトと動物（家畜と野生動物）の健康は、彼らが生活している生態系と密接に結びついているという認識に基づいている。ヒトに感染して病気を起こす病原体の約60パーセントは、家畜や野生動物に由来しているのである。インフルエンザはこの概念を実証する感染症の一つである。

１９８０年以前は、インフルエンザウイルスは感染する動物種に応じて、ヒトインフルエンザウイルス、ブタインフルエンザウイルス、ウマインフルエンザウイルス、鳥インフルエンザウイルスという四つのグループに分けられていた。しかし、異なる動物種から分離されるインフルエンザウイルスが種の壁を越えて密接に相互関連している人獣共通感染症（zoonosis）であることがわかったため、１９８０年に、これらを統一した命名法が定められた。

このように、ヒトと動物の感染症の多くは共通性・関連性をもつので、「世界は一つ、健康も一つ」として世界全体で医学と獣医学の各関連部門が緊密に協力して対応すべきとの国際的提唱がなされている。

20世紀半ばにカブトガニは非常に多く生息していたが、その後乱獲された。食用になる部分はほとんどないため、すり潰されて農地の肥料やニワトリの餌として使われた。切り刻まれると動物を引き寄せる強い匂いを発散させるので、漁師たちは刻んだカブトガニを巻貝やウナギをとるための餌として使った。

カブトガニはヒトの視覚の研究にも広く用いられてきた。ハルデン・ケファー・ハートライン(Haldan Keffer Hartline)は、カブトガニのもつ巨大な視神経を利用して研究を行い、目の網膜にある光受容体から出た電気信号がどのように視神経に伝わって、対象物を視覚的に認識できるようになるのかを解明した。その研究によって、彼はラグナー・グラニット(Ragnar Granit)とジョージ・ワルド(George Wald)と共に、1967年にノーベル生理学医学賞を受賞している。

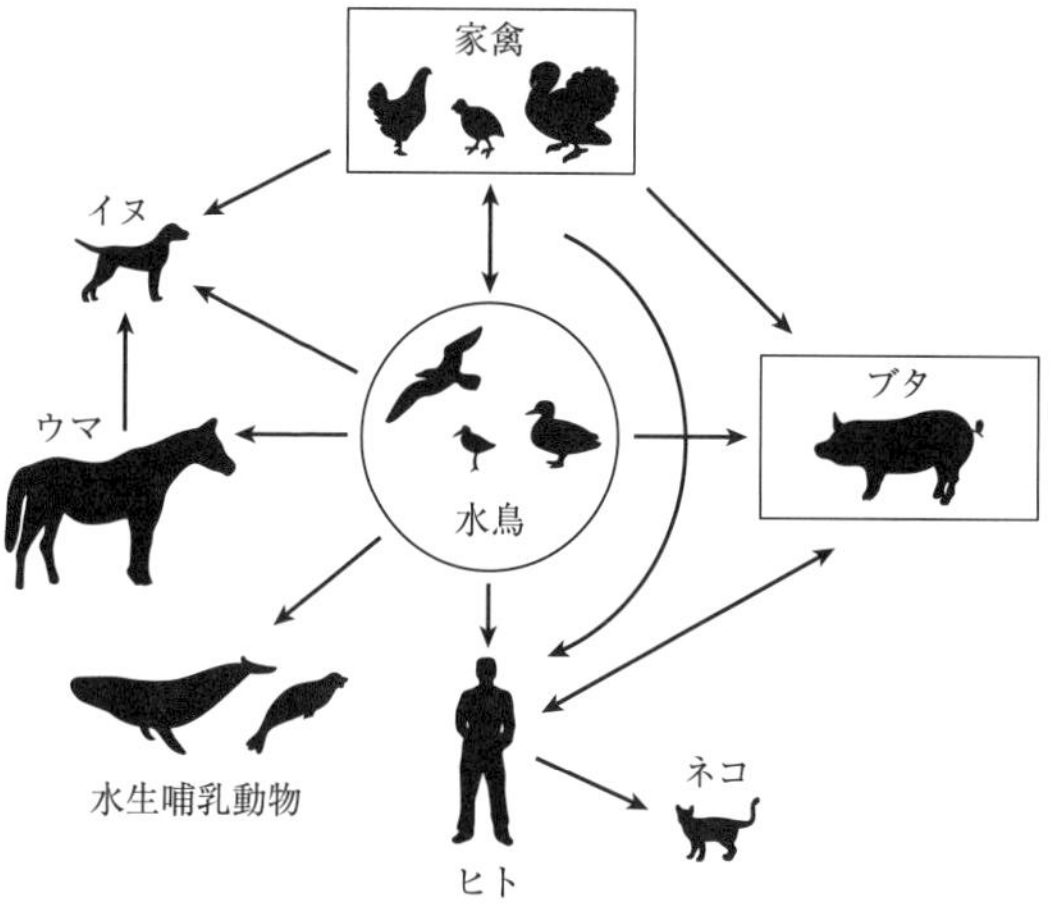

図 5–3 A 型インフルエンザウイルスの自然宿主である野生の水鳥(中央の円で囲まれた種)と，自然宿主から中間宿主を経た，ヒトを含む哺乳類へのウイルス伝播の概要図．矢印は想定される種間の伝播．四角で囲まれた動物種は中間宿主を示し，パンデミックポテンシャルを有する人獣共通ウイルスの出現に関与する可能性が高い(インフルエンザウイルスはコウモリからも分離されているが，種間伝播における役割は不明)

さらにカブトガニの血液の研究によって、海底の澱んだ環境下でカブトガニを病原菌の感染から守っている成分が同定された。その成分はリムルス変形細胞溶解物(LAL)として知られており、LALは細菌のエンドトキシン(細菌から産生されるある種の毒素で、ヒトに病気を起こしうる)の混入や汚染を調べる試薬の主成分として使用されている。現在、米国食品医薬品局(FDA)によって、すべての医療機器、薬剤、ワクチン(インフルエンザワクチンを含む)に細菌の混入や汚染がないかどうかを調べるために、この試験を行うことが定められている。この試験はヨーロッパと日本でも使われている。そのため製薬会社によって毎年25万匹ものカブトガニが捕獲され、LALを抽出するための血液が採取されている。カブトガニは血液採取後にはデラウェア湾に戻されているが、そのうちの15〜30パーセントが死亡してしまう。

当然のことながら、このようなカブトガニの利用はカブトガニの数を激減させた。より安価な合成肥料が入手できるようになったために、カブトガニをすりつぶした肥料の生産は終わったが、巻貝やウナギを捕る餌としての需要は増えた。1990年代には、カブトガニの生息数は10分の1かそれ以下に減少した。その減少は、カブトガニの卵を餌とする渡り鳥にも大きな影響を及ぼした。コオバシギとキョウジョシギの数は、それぞれ86パーセントと75パーセントにまで減少した。多くの鳥は北極圏までの長距離飛翔に必要な体重を増やすことができず、繁殖地である北極圏にたどり着く前に死んでしまった。コオバシギの数は2006年までに1980年代のさらに86パーセントにまで落ち込んだ。

しかし、米国沿岸協会と大西洋州海洋漁業委員会による保護措置によって、現在、毎年5月1日から6月7日までの期間はカブトガニの捕獲は禁止されている。各州はカブトガニの捕獲数を15万匹にまで制限した。また巻貝の餌としてのカブトガニの利用を減らすために、漁師達は餌袋のような餌が少なくてすむ装置の使用を求められている。さらに5月後半には砂浜へのヒトの立ち入りは制限されている。

カブトガニはいったん裏返しになってしまうと、自力で元の状態に戻るのが非常に難しい。だからわれわれが初めてデラウェア湾を訪れたとき、砂浜には多くのカブトガニの殻が撒き散らされていたのだ。検体採取についてきた仲間や家族は、裏返しのカブトガニを見つけると元に戻してやっている。それでカブトガニは海に戻っていくことができるのだ。このような救助活動もカブトガニの保護につながっている。

コオバシギの数は安定し今は徐々に増えてきているが、キョウジョシギの数は依然として少ないままである。渡り鳥の減少によって、インフルエンザウイルスの分離頻度や多様性に影響が及ぶことはないが、糞便検体の採取はより難しくなってきている。インフルエンザ研究者は野鳥の保護機関と密に連携しており、砂浜で鳥の糞便検体を集める際には鳥が餌を食べるのを極力邪魔しないようにしている。また野生動物の専門家が鳥の個体数調査用の標識をつけるために鳥を捕獲する際にウイルス学者は検体を集めるようにしている。

第6章　動物種間のウイルス遺伝子伝播の証明

さて、話は1960年代に戻る。甚大な被害をもたらしたH2N2亜型アジアかぜパンデミックが出現した後、私は多くのインフルエンザウイルス株を保管している世界各地の研究者たちに連絡を取り始めた。というのも、過去に分離されていたウイルスのなかに、1957年に150万人以上もの人命を奪ったパンデミックウイルスと何か関わりがあるウイルスを見つけたかったのだ。当時、ヒトやウマ、ブタ及び鳥のインフルエンザウイルスに及ぶ大量のコレクションを保有していたのは、ロンドンのミルヒルにある国立医学研究所(the National Institute of Medical Research, NIMR)のヘリオ・ペレイラ(Helio Pereira)の研究室だった。

当時ペレイラは、WHOのインフルエンザ研究施設の一つである世界インフルエンザセンターの所長をしていた。彼は私と同じく、ヒトにおけるパンデミック・インフルエンザ大流行の起源について、動物リザーバー説[ブタなどの動物の間で流行・維持されているインフルエンザウイルスから、ヒトの新型インフルエンザウイルスが出現するとの仮説]の支持者だった。彼は、最近発見されたアジアかぜインフルエンザウイルス(H2N2亜型)が、さまざまな動物から集められた自分のコレクションのウイルスのいずれかと、交差反応を示すか否かについてとても興味があった。この研究には、H2N2亜型インフルエンザウイルスや他の動物のインフルエンザウイルスに反応するラットの抗血清を数多く作製していた、当時のチェコスロバキアのインフルエンザウイルス研究者ベラ・テュモーバ(Běla Tůmová)も加わった。抗血清は、ウイルス感染やワクチン接種に反応して体内で作られた抗体を含み、これらの抗体はそのウイルスに特異的に反応する。この性質を利用して、抗血清は、分離された未知のインフルエンザウイルスを同定する際の有力な武器として使われる。

１９６７年の最初の実験でわれわれは、チェコスロバキアから送付されたラットの抗血清と、ミルヒルからのフェレットの抗血清を使って、動物由来のインフルエンザウイルスと反応する抗血清の中に、ヒトのウイルスにも反応するものがあるかどうかを調べた。３種類の全く異なる試験を行った結果、１９６５年に米国マサチューセッツ州のシチメンチョウから分離されていた鳥インフルエンザウイルスと、１９５７年のアジアかぜパンデミックを引き起こしたヒトのインフルエンザウイルスとの間に、何らかの共通性を示す強い反応が起こることを見つけた。その反応は非常に強いものだったので、われわれはその結果に半信半疑だった。ひょっとしたら、気がつかないうちに、実験に使用したヒトのウイルス材料の中に動物のウイルスが混入してしまっていたのではないか、または逆に、使用した動物のウイルスにヒトのウイルスが混入していたのではないかと心配になった。しかしその後の徹底的な検証によってその可能性は排除された。そこでわれわれは、シチメンチョウのウイルスとヒトのウイルスとの間には互いに共通する部分があることを、間違いなく発見したと結論した。これにより、動物のインフルエンザウイルスが世界的大流行を引き起こしたパンデミックウイルスの（少なくとも部分的な）起源であるとの仮説を裏づける、初めての確固たる証拠が得られたのだ。われわれは非常に喜んだが、次のステップも考えていた。シチメンチョウのインフルエンザウイルスと、ヒトのインフルエンザウイルスのどの部分が共通なのかを決定することだ。われわれが考えていた標的はノイラミニダーゼ（ＮＡ）スパイクかヘマグルチニン（ＨＡ）スパイクだった。

これらの研究がロンドンで進められていた時期に、オーストラリアのキャンベラでは、私のとくに親しい同僚であるグレーム・レイバーが、インフルエンザウイルスの粒子上にある二つの主要なスパイクタンパク質をそれぞれ化学的に純粋な形で単離することに成功していた。そこで私はキャンベラに戻って、純粋なＨＡ成分とＮＡ成分に対するウサギの抗血清を作製し、ＨＡ成分とＮＡ成分がそれぞれ明確に同定できることを示した。そこでペレイラは、シチメンチョウのインフルエンザウイルスと世界的大流行を引き起こしたヒトのインフルエンザウイルスとの間で、ウイルスのどの構成成分が共通なのか、という懸案の疑問に答えるために、私にこれらの抗血清をもってロンドンに来るように勧めてくれた。１９６７年初め、２日間の慌ただしい旅程でミルヒルに戻った私は、グレートバリアリーフでの研究の際に使っていたノイラミニダーゼ阻害試験を始めた。そして、１９５７年のパンデミックウイルスのノイラミニダーゼに対する抗血清が、シチメンチョウのウイルスの酵素活性を完全に阻害することを示した。またわれわれは、ペレイラのウイルスコレクションの中にあった他の３株の鳥インフルエンザウイルスがもつノイラミニダーゼが、１９５７年のヒトのパンデミックウイルスのノイラミニダーゼに非常に近いか、あるいは血清学的に同一であることを発見した。これら３株のウイルスのうちの一つは、１９６６年に米国ウィスコンシン州でシチメンチョウから分離されたものであり、他の２株のウイルスは同じ年にイタリアでカモから採れたものであった。これらの発見は、１９５７年に世界的大流行を引き起こしたヒトのインフルエンザウイルスが、ヒト以外の動物（鳥を含む）のインフルエンザウイルスからノイラミニダーゼ成分を獲得していたという見解を、さらに補強するものとなった。

しかし、自然環境の中でヒトのインフルエンザウイルスが、他の動物のインフルエンザウイルスから一部の構成成分を獲得することなど可能なのだろうか？　私は、オーストラリアのメルボルンのフランク・マクファーレン・バーネットとパトリシア・リンド(Patricia Lind)が発表した初期の研究を思い出した。２種類の異なるA型インフルエンザウイルスを一緒に1羽のニワトリ胚に接種すると、それらのウイルスは互いの遺伝子分節を交換し合って(遺伝子分節の再集合)、遺伝子交雑体(hybrid)の子孫ウイルスが生まれた、というものだ。もしわれわれが、ニワトリとブタを使って同じような実験を行ったならば、新たなインフルエンザウイルスを作り出せるかもしれない。しかし、このような交雑ウイルスはブタや家禽にとって危険な存在かもしれないので、この研究は高度に安全性が確保された環境下で行う必要があった。とはいえ１９７９年当時、メンフィスのセント・ジュード小児研究病院には高度封じ込め研究施設(実験に携わる人々を致死的なウイルスから守り、外部環境へのウイルスの漏出を防ぐための高度安全実験施設)はなかった。そこで私は米国ニューヨーク州のロングアイランド北東端にあるプラム島(Plum Island)の高度封じ込め研究施設の農務当局に話をもちかけた。

プラム島の研究室は、外来性の動物疾病《しっぺい》とそれらの原因となる病原体から米国の家畜を守るために設計されている。安全性の高い環境下で実施する外来性病原体の研究を通じて、研究者たちは、これらの病原体が米国に侵入してきたときに備えて、ワクチンや抗ウイルス薬を開発し、またそれらの病原体をコントロールするための戦略を練っている。このプラム島の施設の管理責任者であったジェリー・カリス(Jerry Callis)は私の実験計画に強い興味を示してくれた。家禽ペスト[H５亜型またはH７亜型の高病原性インフルエンザウイルスによる家禽の全身感染症。日本では２００３年から「家禽ペスト」の用語は使用していない]は、これらのウイルスと接触したニワトリ、シチメンチョウなどほとんどすべての家禽類を斃死《へいし》させるので、米国の養鶏業にとっては大きな脅威である。しかしプラム島にはこの病原体の研究者はいなかった。カリスは私をプラム島に招いてくれ、彼のスタッフたちに私の研究案を紹介してくれた。彼らもこの案には前向きだった。チャールズ・キャンベル（Charles Campbell）が、私の同僚アラン・グラノフ（Allen Granoff）と私とが彼の高度安全施設で研究作業をできるように、研究室のスペースと必要なトレーニングを提供することに合意してくれた。

プラム島はメンフィスから約２０００キロメートルも離れており、これらの実験を終えるまでに数週間はかかりそうだったので、旅と宿の手配をせねばならなかった。旅は簡単だった。ニューヨークへは飛行機で、そこからバスでプラム島に最も近い小さな町ロングアイランドのグリーンポート（Greenport）へ向かう。さらにそこからプラム島へは毎朝政府専用のフェリーで渡ることになっていた。最後の行程では、通行許可証を携行するか安全検査をクリアした職員とともに行動する必要があった。

ひとまず目的地に落ち着いてみると、本土での宿泊費がひどくかさんですぐに許容額を超えてしまうことに気がついた。するとプラム島での私の指導者であったチャールズ・キャンベルが駆けつけて助け舟を出してくれた。われわれが島の保安要員用の宿泊施設に寝泊まりできるようカリスに頼んでくれたのだ（嵐などで実験動物の世話をする職員などがフェリーで島へ渡れなくなったときに備えて、上級科学専門官が１人、毎晩島に常駐していた）。カリスは賛成してくれた。そして彼の手配はわれわれに破格のボーナスとなった。食事の面倒や部屋の掃除は自分たちでせねばならなかったが、夜は誰にも邪魔されずにその保安担当官と科学について議論する時間がもてたのだ。

毎日、研究室で作業を開始する際には、まず服を脱ぎ、施設内だけで着用が許された特別の作業服に着替えた。その日の仕事の最後には、すべての作業服を脱ぎ棄ててそこに残し、徹底的にシャワーを浴びた後に普段着に着替えなければならなかった。ヒト以外には何も研究室から外へ出すことは許されなかった。施設内から外部へ排出される空気は、すべて特殊なフィルターを通して、ウイルスなどすべての微粒子状物質が除去された。またすべての排水や廃棄物は高圧蒸気で滅菌され、完全に殺菌されたと確認された後に海へ投棄された。

最初の実験で、グラノフと私はシチメンチョウに二つの異なる鳥インフルエンザウイルスを同時に感染させたときに、それらのウイルスが表面のヘマグルチニン（ＨＡ）スパイクやノイラミニダーゼ（ＮＡ）スパイクを交換し合うのかどうかを調べた。これらの実験は遺伝子塩基配列の決定（genome sequencing）が容易にできるようになる前の時期に行われたものだった。当時、ウイルス上のＨＡタンパク質とＮＡタンパク質を同定する唯一の方法は、ペレイラと一緒に行った研究で用いていた特異抗体を使うことだった。シチメンチョウに致死性を示す家禽ペストウイルス（Ｈ７Ｎ７亜型）と、シチメンチョウのインフルエンザウイルス（低病原性のＨ６Ｎ２亜型）を同時にシチメンチョウに感染させた。後者のウイルスは家禽に軽い症状しか起こさず、１９５７年のヒトのパンデミックの原因ウイルスと同じ亜型のノイラミニダーゼ（Ｎ２亜型）をもっていた。２株のウイルスを一緒に感染させたシチメンチョウは、２日後から死に始めた。呼吸器から分離されたウイルスを調べると、４株中１株の割合で互いのＨＡタンパク質やＮＡタンパク質を交換し合っており、Ｈ７Ｎ２亜型とＨ６Ｎ７亜型の遺伝子分節再構成（交雑）ウイルスが出現していた。この中で新たに出現したＨ７Ｎ２亜型の遺伝子分節再構成（交雑）ウイルスは、シチメンチョウに致死性であった。

二つ目の実験では、ブタに二つのウイルスを同時に感染させてみた。一方のウイルスはブタの体内で増殖できるが、もう片方はできないものだ。前者は１９１８年のスペインかぜパンデミックウイルスの子孫で、典型的（古典的）Ｈ１Ｎ１亜型ブタインフルエンザ（classical swine influenza）ウイルスと呼

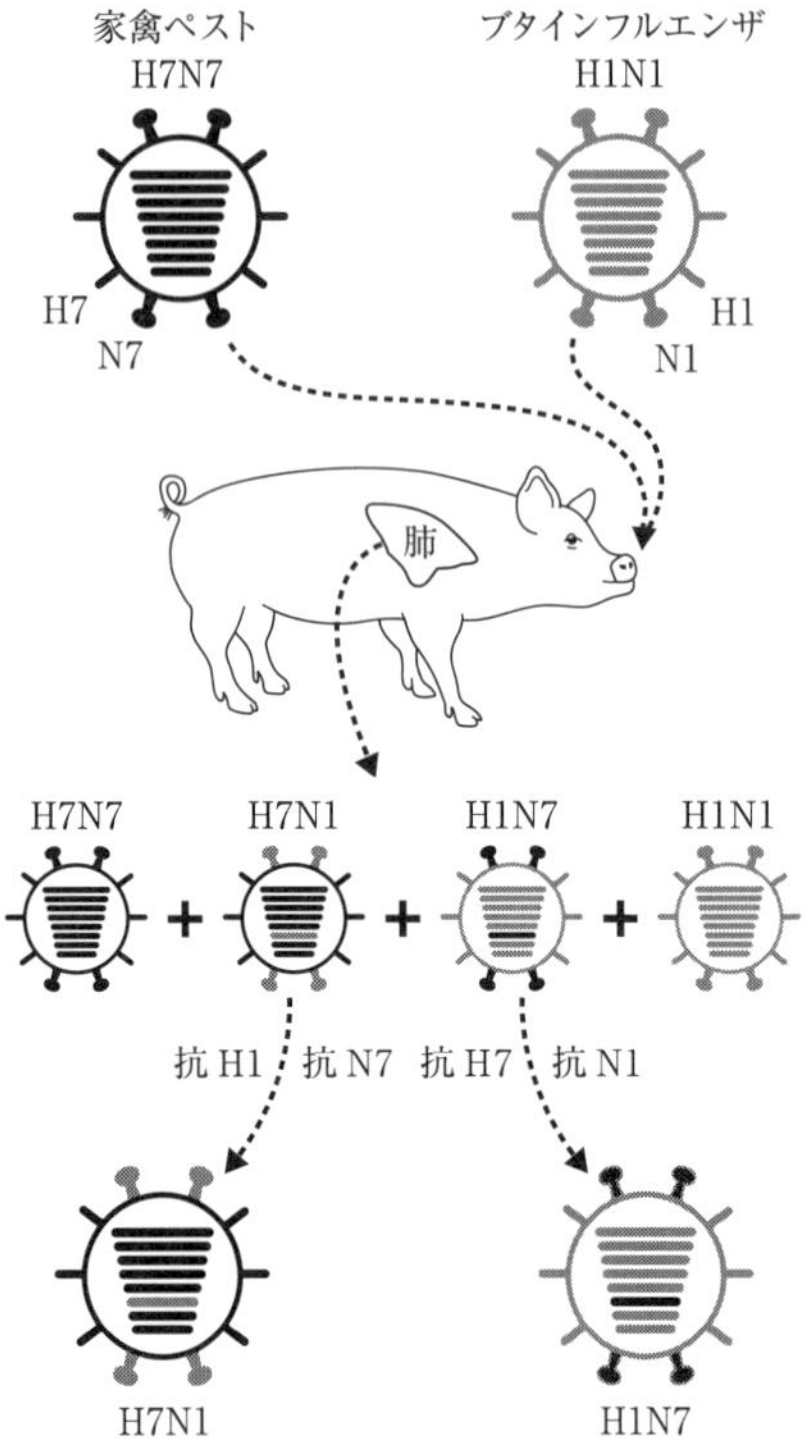

図6-1 ブタでのインフルエンザウイルス遺伝子の再構成．ブタに，家禽ペストH7N7亜型インフルエンザウイルス(ブタでは増殖しない)とH1N1亜型ブタインフルエンザウイルス(ブタで増殖する)を同時に経鼻投与した．2日後，ブタは高熱(摂氏40度)を出し，安楽殺された．ブタの肺には，投与したウイルスであるH7N7亜型とH1N1亜型に加えて，両ウイルスの交雑ウイルスであるH7N1亜型とH1N7亜型などの大量のインフルエンザウイルスが検出された．肺の中の交雑ウイルスは，H7型とN1型に特異的な抗体，あるいはH1型とN7型に特異的な抗体の存在下で，ウイルスを増殖させることによって分離された

ばれ、主に北米のブタの間で流行していた。一方、後者のウイルスは家禽ペストウイルス(H7N7亜型)だった。感染して2日後にブタは摂氏40度の高熱を発し、肺から採取した検体の中に、ウイルス表面のHAスパイクとNAスパイクを交換し合った交雑ウイルスが検出された(図6－1)。

これら二つの実験では、検出された交雑ウイルスの数が元のいずれのウイルスよりも少なかったので、特異的な抗血清を用いて元のウイルスの増殖を抑制させた場合にだけ、交雑ウイルスが検出できた。

この結果はそのような新たに出現した交雑ウイルスが、本当に自然界においても選択されて優勢になりうるのか、という疑問を呈した。そこで次の実験では、ワクチンの予防接種が元のウイルスの増殖を抑えることを前提にして、さまざまなウイルスを感染させたシチメンチョウを、さまざまなワクチン（自然界で分離されたさまざまなインフルエンザウイルスから作製された）であらかじめ予防接種を受けたシチメンチョウと同居させた。すると、家禽ペストウイルス由来のＨ７亜型のＨＡタンパク質と、シチメンチョウウイルス由来のＮ２亜型のＮＡタンパク質をもったＨ７Ｎ２亜型の交雑インフルエンザウイルスが、予防接種を受けていたシチメンチョウから検出された。そして、瞬く間にそれらのシチメンチョウを殺してしまった。

ブタを用いた同じ実験では、ブタの間で広がった後に再びブタから分離されたヒトのＨ３Ｎ２亜型のＡ型インフルエンザウイルスと、典型的Ｈ１Ｎ１亜型ブタインフルエンザウイルスを使うことに決めた。しかもこのときは、一方のウイルスをブタに感染させて、もう片方のウイルスは別のブタに感染させることによって、より現実に近い条件での実験を行った。接種６時間後に、どちらのブタもワクチン未接種のブタ４頭と同居させた。すると７日目までに、Ｈ３Ｎ１亜型の交雑インフルエンザウイルス（ヒトのウイルス由来のＨ３亜型のヘマグルチニンと、ブタのウイルスに由来するＮ１亜型のノイラミニダーゼ）と、もう１種類の理論上可能な交雑ウイルス（Ｈ１Ｎ２亜型）が、４頭の同居させたワクチン未接種ブタのうちの１頭から検出された。

これらの結果は、異なる動物由来の２株のインフルエンザウイルスが１匹の動物に同時に感染すると、新しい交雑ウイルスが誕生することを示していた。すなわち、１９５７年にヒトでパンデミックを引き起こしたＨ２Ｎ２亜型ウイルス（アジアかぜインフルエンザウイルス）は、表面上に存在するＮ２亜型のＮＡタンパク質を、動物のウイルスから獲得して出現した交雑ウイルスであったのだろう。

これらすべての実験から得られた成績は非常に興奮させるもので、プラム島のキャンベル研究室の誰もが、われわれが大ホームランを打ったと思った。異なる動物のインフルエンザウイルスが、自然の環境下で実際に構成成分を混ぜ合わせて交換し合い、その結果生まれた交雑ウイルスが優勢に拡大していくのだ。

われわれがプラム島で実験を続けていたときに、ちょっとした劇的な事件が起こった。１９７２年に行ったブタとヒトのインフルエンザウイルスを使った二つ目の実験のときに、実験中に動物をしっかりと押さえていた科学技術者が、実験開始後２日目に病気で休むと伝えてきた。さらに次の日には、高熱が出てとても重症だと電話してきた。われわれは非常に憂慮した。われわれは動物と環境の安全保護に関しては完璧に行っていたが、ヒトの保護対策についてはどちらかというと旧式なままだった。手袋、マスクと予防衣を着用し、シャワーを浴びる義務は厳格に守っていた。しかし当時は、今日ではそのような実験の際に必要とされる個人用の防護用具、たとえば顔を完全に覆うフードとマスクが合体した電動ファン付きで空気清浄機能を備えた呼吸保護具（ＰＡＰＲ）などは、まだなかった。

３日目にその科学技術者が、おたふくかぜの診断を受けたとのメッセージを残していたのでみな安堵のため息をついた（もちろん、おたふくかぜは成人男性には重篤な病気となることがあるが、彼は長期的な後遺症もなく無事に回復した）。この事件は、今回はヒトへの感染事故は起こさなかったが、インフルエンザウイルスはいとも簡単に動物間で広がってウイルスの構成成分を交換し合うことができるのだ、という事実を改めて気づかせた。私は自然界でもこのような遺伝子再集合の証拠を見つけるのは時間の問題だと思い込んでいた。だが実際には、１９９７年に香港でＨ５Ｎ１亜型の鳥インフルエンザの流行が起こるまでのほぼ30年間、われわれはそれを見い出すことができなかった（第10・11章参照）。

既述した遺伝子再集合の研究に引き続いて、われわれは、１９６８年に香港かぜパンデミックを起こしたＨ３Ｎ２亜型のインフルエンザウイルスの起源となったウイルス、あるいはその前駆体ウイルスを探し始めた。それ以前のＨ２Ｎ２亜型のアジア型ウイルスと比較して、香港かぜインフルエンザウイルスはＨＡスパイクだけがＨ３亜型に変化した型のウイルスだったので、われわれの調査ではこのＨ３スパイクに着目することにした。そこでこの新たに出現したＨ３Ｎ２亜型ウイルスと比較するために、ＷＨＯの共同研究ネットワークを通して、世界中のカモ、ブタ、ウマから分離された多数のインフルエンザウイルス株を入手した。この調査から２株の興味深いウイルスがあぶり出された。１９６３年に米国フロリダ州マイアミでウマから分離されたインフルエンザウイルスと、同じ年にウクライナでカモから分離されたウイルスが、Ｈ３Ｎ２亜型の香港かぜインフルエンザウイルスと同じＨ３亜型のＨＡスパイクをもっていたのだ。

これら３株のウイルス間におけるヘマグルチニンの分子相同性の度合いを決定するために、１９７２年にレイバーがこれらすべてのウイルスからヘマグルチニンを単離して、それをタンパク質分解酵素で分解し、得られたペプチド断片を「マップ（peptide mapping）」した。ペプチド・マップ法は、今の遺伝子塩基配列の解析法が普及するより前の時代には、タンパク質の１次構造を研究するうえで重要な解析手法だった。それはタンパク質を作り上げているペプチド（アミノ酸が連なった短い配列）の２次元のマップ［多数のペプチド断片の相対的な位置関係を示す地図］を作ることだった。同一のタンパク質に由来するすべてのペプチド断片は、マップ上で互いに完全に重なり合う位置に移動するが、互いに全く異なるタンパク質の場合には、マップは全く一致することはない。しかし、少数のアミノ酸の変化によって少しだけ異なるような場合には、マップ上のある部分の断片だけが一致しなくなる。

カモ、ウマ、ヒトのインフルエンザウイルスのヘマグルチニン分子の「軸」に相当する部分(HA2と呼ばれ、すべてのHA亜型の間で似通っている)は全く同じものだった。一方、残りの「頭部」に相当する部分(HA1と呼ばれ、HA亜型の区別を規定する部分)にはペプチド・マップ法ではほんのわずかな違いしか認められない。細部にはわずかな違いがあるものの、同一のH3亜型に属することを示していた。ペプチド・マップ法によるこれらのHAスパイクの分子構造に関する解析結果は、われわれや他の研究者たちによる血清学的解析(単離したHAスパイクに対する抗血清を用いた抗原抗体反応の比較)から得られた抗原構造の相同性(あるいは相違)を分子レベルから説明するものであった。そしてこれらは、1957年のH2N2亜型のアジアかぜインフルエンザウイルスや1968年のH3N2亜型の香港かぜインフルエンザウイルスの出現における動物インフルエンザウイルス遺伝子の役割を示す一連の証拠に加えられた。

シチメンチョウとヒトのインフルエンザウイルスの間でどの構成要素(遺伝子分節)が共通なのかを同定するために、ロンドン・ミルヒルにあるペレイラの研究所を慌ただしく訪問して、ノイラミニダーゼ阻害試験を済ませた後で、私は人生で忘れることのない教訓を学んだ。最後の実験の成績は飛行機の出発時刻間際に出てきたので、すべての実験データを慌ててつめ込んだスーツケースをカウンターで預け、飛行機に乗り込んでしまったのだ。香港に到着してみると、預けてあった荷物が紛失していた。われわれは実験データのコピーをとっていなかったので(これは1967年のこと。まだコンピューター時代になる前だった)発狂しそうになった。香港の航空会社職員はとても親切だったが、出発地のヒースロー空港の方はぐずぐずしていて、私のスーツケースの現在地を突き止めるのに1時間以上も費やした。出発間際にチェックインしたので、私のスーツケースは後から出発する香港行きの便に乗せられていたのだった。香港空港では、キャンベラ行きの乗り継ぎ便に乗る直前にようやく荷物を受け取ることができて、本当にほっとした。

その後まもなく、私はもう一つの教訓を学ぶこととなった。科学者にとって最もがっかりする出来事の一つは、自分が大地を揺るがすほど重要だと考えていた研究論文の出版を、投稿した科学雑誌に断わられてしまうことだ。これがわれわれのプラム島での研究にも起こったのだ。適当な条件がそろえば、「現実の世界」においてもインフルエンザウイルスは容易に遺伝子分節を交換し合って、新規のウイルス、あるいは全く新奇のウイルスが誕生することを初めて示したこの成果に、プラム島とセント・ジュード小児研究病院の私の同僚たちは興奮していた。１９５７年のアジアかぜインフルエンザおよび１９６８年の香港かぜインフルエンザの二つのパンデミックウイルス株の起源に関する疑問に答える可能性をもつ大発見に、実は私自身が一番興奮していたのだ。「実験医学雑誌（Journal of Experimental Medicine）」の編集者によって、一般読者への興味に欠けるとの理由で投稿した論文が却下されてしまったときの、私のひどい落胆ぶりを想像してほしい。グラノフは、「ウイルス学雑誌（Journal of Virology）」の当時の編集者でインフルエンザウイルスのヘマグルチニンを発見したジョージ・ハースト（第2章参照）に論文を送るべきだと、すぐに提案してきた。彼ならその意義を認めてくれるだろう。実際、彼は論文の重要性を認めてくれて、その論文は出版のための些細な訂正だけで受理されたのだ。若手研究者への教訓としては、最初の却下ごときで落胆するなということだ。君たちは、別のよりふさわしい雑誌に変更して挑戦し直すだけでよいかもしれない。そしてその後も（もしも再度却下されたとしても）挑戦を試みてほしい。

第7章　ウイルス学者の中国訪問

１９５７年のＨ２Ｎ２亜型ウイルスによるアジアかぜインフルエンザと、１９６８年のＨ３Ｎ２亜型ウイルスによる香港かぜインフルエンザの2回のインフルエンザ・パンデミックのいずれもが、最初に中国南部で検知されている。したがって中国南部は、この地域が確かにパンデミックの「震源地」であることを突き止めるためには、ぜひとも訪問すべき場所であった。かの地では膨大な数のアヒル、ニワトリ、ブタが飼育されており、さらに巨大な人口を抱える状況は、震源地として想定される要件を満たし、われわれの仮説にピッタリするものだった。１９７２年の半ばごろ、グレーム・レイバーと私は、オーストラリア研究者中国訪問団に同行できる恩恵を受け、動物インフルエンザの検査材料を集めに中国を訪れることとなった。おそらくわれわれは、中国の文化大革命が始まって以降、当地を訪れる最初の欧米のインフルエンザウイルス研究者であったと思う。またそれは、科学的にたいへん価値あるものであった。

ヒトで大流行したアジアかぜパンデミックの原因ウイルス（Ｈ２Ｎ２亜型）は、１９５７年2月に中国南部にある貴州省貴陽のヒトで最初に見つかった。このウイルスは、前年の１９５６年に流行していたスペインかぜインフルエンザウイルス（Ｈ１Ｎ１亜型）の子孫ウイルスとは異なっており、Ｈ１亜型とは異なるヘマグルチニン分子と、Ｎ１亜型とは異なるノイラミニダーゼ分子をもっていたのである。世界中の人類は、この新しいＨ２Ｎ２亜型ウイルスに対する免疫をほとんど、または全くもっていなかった。そのため感染は、瞬く間に地上を伝って香港と旧ソビエト連邦に広がり、その後は船で海を渡って他の国々へと伝播していった。そうして約6カ月間に全世界のヒトに感染が広まったのである。流行の第2波は1958年春に起こり、多くの国を襲った。世界全体では、世界人口の40〜50パーセントのヒトが感染したことになり、死者は150万人に上ると推計されている（図2－1参照）。

1957年から1968年までの11年間、H2N2亜型のアジアかぜインフルエンザウイルスおよびその子孫ウイルスが季節性インフルエンザとして毎年流行を繰り返した。1968年には新たなパンデミック（H3N2亜型香港かぜインフルエンザ）が出現した。香港かぜパンデミックは中国本土から香港にかけて広まり、最初に発生が報告されたのは香港だった。その名前が示す通り、このH3N2亜型のウイルスは、その前年まで流行していたH2N2亜型ウイルスとは異なるヘマグルチニン分子（H3亜型）をもっていたが、ノイラミニダーゼ分子（N2亜型）は同じものを引き継いでいた。一部のヒトはそのノイラミニダーゼ分子に対する免疫を獲得していたため、香港かぜパンデミックの拡散スピードは比較的緩やかなものであった。ヨーロッパ諸国では1969年になってやっと流行のピークを迎えたくらいであった。それにもかかわらず、H3N2亜型ウイルスは最終的に100万人の死者をもたらしたと推計されている。これは、ヘマグルチニン分子のある種の変化「HA亜型が別の亜型に入れ替わる不連続抗原変異」は、新しいウイルスがパンデミックを引き起こすには十分であることと、一方、ノイラミニダーゼ分子に対する免疫は、伝播速度や疾病の重篤度をある程度軽減はするが、パンデミックを阻止するには不十分なことを物語っている。

当時のわれわれの夢は、中国訪問の許可を取り、想定している現地のインフルエンザウイルス保有動物から検査材料を収集することであった。そしてヒトと動物のインフルエンザウイルス間の遺伝子分節再集合を促進するような、中国における人々の生活様式や動物の生態の特徴を明らかにしたいと思った。レイバーと私は中国のウイルス研究者との協力関係を確立して、意見交換や試薬(抗血清)の共有ができないかとも考えていた。

1972年初頭、現在のオーストラリア医学研究所(Australian Institute of Medical Scientists, 内科、外科、歯科と公衆衛生に関する研究所)は、中国医学会(Chinese Medical Association)との間で異なる専門分野の科学的情報交換体制を構築するための共同事業を進めていた。そのオーストラリアのグループが中国を訪問しようとしていたのを聞いたレイバーは、グループの責任者たちと連絡を取った。パンデミックウイルスの起源を突き止めることの重要性を詳細に説明して、レイバーと私の二人をグループに加えてもらえるように頼んだのだ。さらにWHOにも連絡を取り、快く中国訪問を支援してもらえることになった。招待の連絡が来たときにはわれわれは、たいそう興奮した。中国医学会からも、動物からぬぐい液を採取するための道具、検体保存用のバイアル瓶[ガラス製のの小瓶]、それにわれわれが収集したインフルエンザウイルスの表面糖タンパク質(HAとNA)を同定するための抗血清を持ち込むことに対して許可が下りた。

中国医学会からの招待を受けて、オーストラリアから17名の医師がかの地に降り立ったのだが、中国側からは公式な代表派遣団とは考えられていなかったようだ。旅程は中国国際旅行サービスに組んでもらった。1972年の9月9日から10月4日までの滞在予定であった。香港への訪問を皮切りに、チャン・ワイ-クワン博士(Dr. Chang, Wai-Kwan)を訪ねた。彼は、1968年香港でのH3N2亜型ウイルスの大流行を最初に報告した人物である。われわれは列車で広州へ行き、それから石家荘、北京、天津を訪れた。以降は空路で移動し、瀋陽、大連、上海を訪問した。最終地の杭州へは、また鉄道に乗り換えて移動した。一行には2名のガイドと数名の通訳が同行し、さまざまな会議に連れて行ってもらい、各都市の文化財を案内してもらった。

1972年当時、文化大革命が起こってから間もないころで、毛沢東主席の影響は強大であった。広州で行われた中国医学会の最初の公式会議では、各自に「毛沢東語録」からの引用のコピーが配られた。そこで新しい社会構造やその長所などの講釈を1時間聞かされた。その後、中国医学会の発表が続いた。性感染症の根絶や肝炎・結核の制圧に関する現在の取り組みを含め、公衆衛生の進歩を謳うものであった。また、痛みの軽減や多くの機能障害の治療に対する鍼《はり》治療の利点なども、「一人っ子政策」の賢明さとともに説明してもらった。

中国での第一印象は、きっとその灰色の時代から来るものだろう。誰もが灰色がかった青い人民服と帽子を身につけており、それぞれの移動手段は自転車で……。この旅を通じてわれわれは、公式ガイド以外にも、訪問した多くの病院の職員、ウイルス研究者、街ゆく人々が醸し出す、強烈な友好的態度や人懐っこさに出会うことができた。実際に街の人々は、われわれを見かけると立ち止まり、拍手をしてくれた。彼らは文化大革命が始まって以来、欧米人を見たことがなかったのだから（図7-1）。われわれは各自の名前を漢字で表記した大きなバッジをつけていたが、その下には「ロシア人ではない」との一言が書かれていた。当時、中国は国境紛争でソ連と反目しており、ロシア人との区別は非常に重要だったのである。

レイバーと私は、グループに随行して訪れるほとんどの都市で病院を見学することになっていた。そこでは中国医学の利点と、西洋医学とどこが違っているのかを見て回ることができた。また漢方の薬局に立ち寄る機会もあり、インフルエンザに効くという薬草の混合物を入手した。われわれ2人は

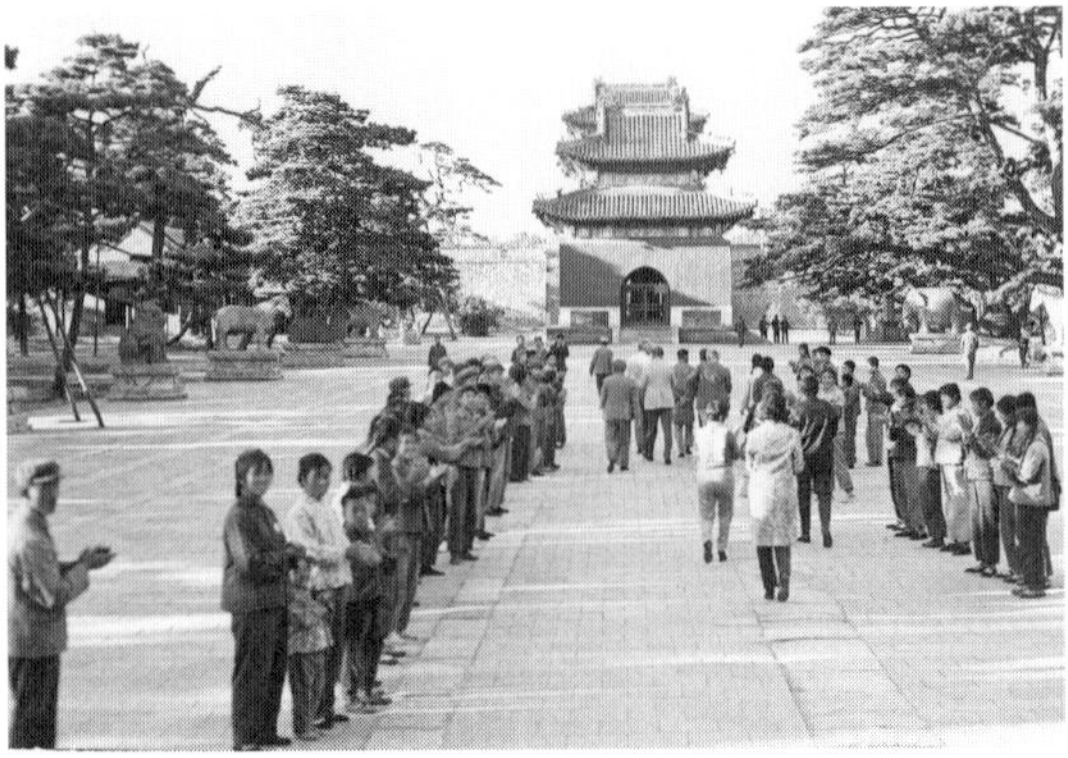

図 7–1 瀋陽市の清朝歴代皇帝と祖先の霊廟（North Tomb）訪問

ウイルス学者なので、これまで手術室で外科手術など見たことがなかった。広州に来てまだ2日目のことだったが、手術用ガウンとマスクを身につけ、鍼麻酔下で行う外科手術を目の当たりにした。その女性患者は肺の外科手術を受けていて、胸腔が大きく開かれ心臓が露わになっていた。何と、その女性は手術をしている外科医と実際に会話をしているではないか！　これには驚いた。その女性患者が全く痛みを感じていないというのも信じられないことであった。レイバーと私は訪問団とは別行動をとってウイルス研究者に会いにも行ったが、その折に立ち寄った都市（石家荘と北京を除く）でも外科手術に鍼麻酔を使っている場面を目にした。さらに、関節炎以外にも、ポリオにより部分麻痺を起こした足を鍼で治療されたという多くの患者にも会った。

全く驚異としかいいようのない鍼治療の鎮痛効果を目の当たりにしたため、私は自分でも鍼を試してみたくなった。すると、ポリオによる麻痺で通院中の患者を治療している病院の医師が「鍼を打ってあげてもいいよ」と言ってくれたのである。その医師は通訳を介して、顎の右下の部位に効く（歯科治療に使われる）というポイント（経穴）を説明してくれた。説明によると、そのポイントは右手の親指と人差し指の間にあるのだそうだ。鍼を正確に私の右手に打ち込み、手で優しく振動させる。1分ほど経過した後、やおら医師が別の針を私の下顎に刺し込んだ。何も痛みを感じることはなかった。これってちょっと問題じゃないか？ 鍼が私の手に刺さっているときにレイバーが発した質問は決して忘れることはないだろう――「肝炎ウイルスの潜伏期間ってどのくらいか知っているかい？」との権威者レイバー大先生らしいコメント。その後、私は極めて健康だったが、おそらく初めに尋ねるべきだったのだろう。「その鍼は滅菌されているのですか？」と。

石家荘には巨大な軍事基地があり、そこには自前の養豚場と、カナダ人医師ノーマン・ベチューン(Norman Bethune)にちなんで建てられた国際平和病院(International Peace Hospital)があった。訪問初日の夜は、そこに泊まることとした。13種類もの料理による、中国の伝統的な大ご馳走でもてなしていただいた。たくさんのスピーチを聞き、茅台酒《マオタイチュウ》(コーリャンで作った非常に強い酒)で満たされたグラスを手に何回も「gan bei!(乾杯！)」を繰り返した。その夜全員がへべれけ状態だったのは言うまでもない(**図7－2**)。

メルボルンから来た医師の1人は、ある忘れられない文化的教訓を学んだ。欧米の社会では、子どものころから自分の前に出された食事は綺麗に平らげることが礼儀

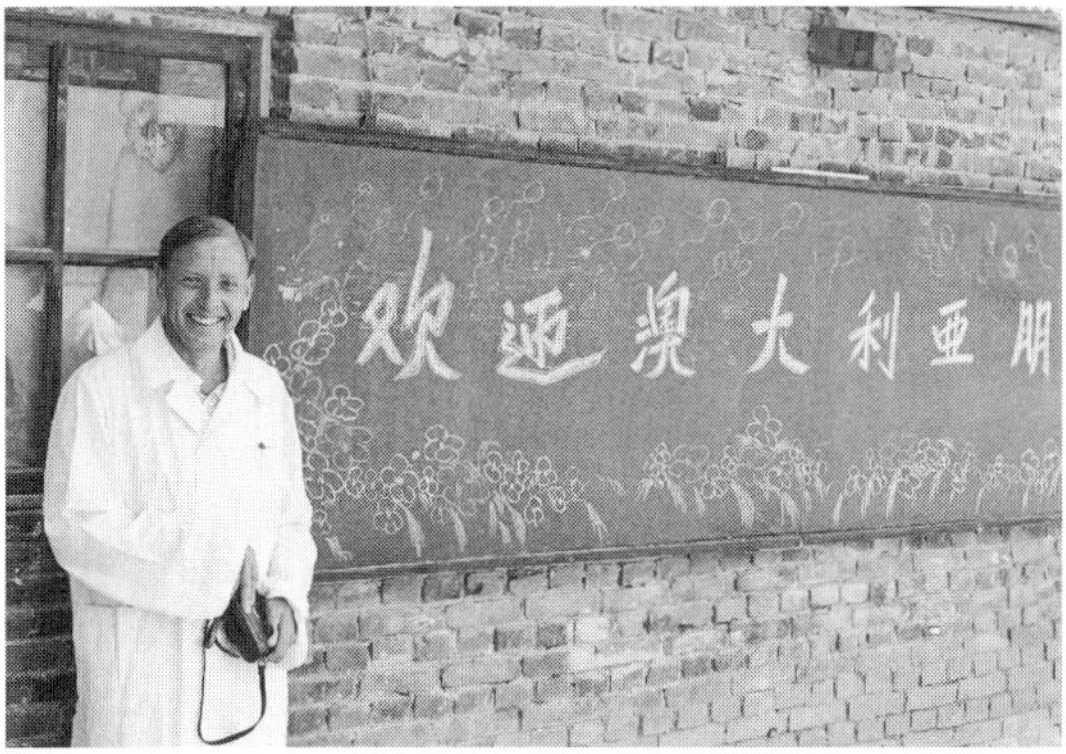

図7–2 グレーム・レイバーと石家荘市を訪れたときの1コマ．彼の隣の掲示板には「オーストラリアからようこそ」とある

だと教えられる。しかし中国では、客人の皿が空になると隣に座っている主催者側の人がすかさず大皿から料理を取り分けて、常に皿を料理で満たしてくれる。この若い医師の場合も、料理を平らげるたびに隣人がすぐに「おかわり」を取ってくれていた。彼の胃が耐えられなくなるまで何回も……。当然の結果が起こった。まるで手品でも使ったかのようにこの「粗相」はきれいに片づけられたが、その若い医師はとてもバツが悪かったのか、その後の旅行中はピーナッツと果物以外はほとんど口にしなかった。

講演会ではわれわれが唱える「インフルエンザ・パンデミックの起源におけるブタの役割」仮説を披露した。会の主催者は「この軍事基地にもブタはたくさんいますから、明日は朝からすべてのブタから検体を採ってください」と言ってくれた。翌朝、お決まりの「毛沢東講義」の後、まだ二日酔いで足元がおぼつかない中国人グループは、レイバーや私と一緒に白衣を着て、ブタの飼育場へ移動した。最初に手をつけた囲いでは、若くとても健康な成豚を捕まえ、ダクロン社製の綿棒を使って両鼻腔から検査材料を採取した。また耳の静脈から血液も採取した。検体採取が済んだブタを解放して、みなさんが一歩引き下がると、私は次のブタを捕まえるよう頼んだ。通訳は私に対してとても根気強く、ここにいるブタはすべて同じだということを説明した。私も同じように根気強く、「なぜたくさんの動物を検査しなければならないのか」を説明した。しかし思うようにはならなかった。その後も各地で複数のブタや家禽から検体を集めるように繰り返し要請したにもかかわらず、この1頭のブタが今回の中国訪問中に検体採取を期待していた動物のすべてを代表するものであった。これは中国とのインフルエンザに関する共同研究では、医学領域に比べて獣医学領域においては一筋縄ではいかず、共同歩調が取りにくいことを痛感させられた最初の兆候であったのかもしれない。

動物からの検体収集ではがっかりする羽目になったのだが、北京で中国のインフルエンザウイルス研究者から大変心温まる歓待を受けたとき、少し癒されたような気がした。われわれが列車で北京に到着したのは午前４時だったにもかかわらず、国立ウイルス学研究所所長のチュウ・チィミン(Chu Chi Ming, 朱既明)とその部下が会いに来てくれたのには大変感銘を受けた。レイバーと私は丸１日を国立ワクチン・血清研究所(National Vaccine and Serum Institute 及びそこの生物製剤部門)への訪問に費やした。そこではわれわれの教育講演を聞いてもらい、議論を重ねた。チュウはケンブリッジとロンドンでウイルス学を学び、彼と彼の部下もインフルエンザについてよく勉強していた。

われわれの「カモとブタがヒトのインフルエンザ・パンデミックの起源である」という仮説は、招待側の中国当局者たちには少し軽く受け取られていたので、チュウたちには何とかして関心をもってもらいたかった。しかし幸運なことに、これといった否定的な意見もなく、自由に議論をすることができた。チュウが言うには１９５７年のＨ２Ｎ２亜型アジアかぜパンデミックウイルスは、１９５７年の2月と3月に中国南部の貴州省の西にある20カ所の郡での地域流行において、初めてヒトから分離されたそうである。会議に参加していた約40人の中国側研究者の一般的な見解は、「アジアかぜインフルエンザウイルスは動物由来ではなく、後期のＨ１Ｎ１亜型ウイルスの変異によって出現したものだ」というものであった。チュウが調べたときには、初期のＨ２Ｎ２亜型ウイルスの反応性が、後期のＨ１Ｎ１亜型ウイルスのものとよく似ていたので、彼は貴州省の北東にある河南省洛陽市付近での分離株を二つの亜型のウイルスを結ぶ「橋渡し」ウイルスであると述べていた。チュウから2株のA型ウイルス(A1/Loyang/3/57とA1/Loyang/4/57)と、１株のB型ウイルス(B/Hunan/2/71)を分与してもらったときには嬉しかったことを覚えている。その代わりにわれわれは、ヒト、ブタ、ウマのインフルエンザウイルスに対して作製したヘマグルチニンとノイラミニダーゼに特異的な抗血清を、チュウと彼の部下に分与した。

このインフルエンザウイルスの「橋渡し」株は後に、WHOを通じて世界インフルエンザ研究ネットワークに広く分与されることになった。いったんメンフィスの研究所に戻った私は、A/Loyang株ウイルスはインヒビター［非特異的に赤血球凝集反応を阻害する血清中の糖鎖物質］が存在するすべての血清に対して感受性を示す［特異的抗体の作用と同様に、赤血球凝集反応が阻止される］ことを見出した。血清から阻害物質を取り除いた後に同じ試験を実施すると、実にこのウイルスはH1N1亜型ウイルスであることが判明したのである。これにより「橋渡しウイルス」は、H2N2パンデミックの原因ではないことが明らかにされ、むしろわれわれが提唱する「動物保有ウイルス起源説」の可能性を高めることとなった。

一方、H3N2亜型の香港かぜインフルエンザのパンデミックウイルスに関してチュウは、1968年の8月になって初めて中国本土で分離されたと言っていた。しかし香港では、その前の月には分離されていたとも語った。この説明はわれわれが香港で受けたのとは違っていた。この手の話の背景には政治的にデリケートな問題があるため、このような矛盾する説明になったのだろうと思う。今回の旅行で最初に会った香港政府ウイルス研究室のチャンは、H3N2亜型ウイルスは最初に中国本土で分離されたと言っていたのだ。話を北京での会議に戻すと、中国東北部の遼寧省にある瀋陽医科大学（ここども参照試薬を共有している）から参加していたさらに別人のチャンを含む多くの中国側ウイルス学者との討議をとおして、中国でもインフルエンザは重要な疾患と考えてはいるが、それほど優先度の高い医学的懸案事項ではないと位置づけられていることが、われわれにもわかってきた。当時、中国には国立インフルエンザセンターは設立されていなかったのだが、ワクチン用に最適化されたH3N2亜型の A/Hong Kong/68 株を用いて、国立ワクチン・血清研究所が1000万回分ものヒト用のワクチンを製造していた。しかし、われわれが信ずる「ヒトのパンデミック・インフルエンザウイルスの起源に関してはカモやブタなどの動物の役割が大きい」との仮説は、中国のウイルス学者には全く信用されていなかった。

中国の東北部にある瀋陽では、数日続いていた雨と霧によって飛行機の出発が遅れていた。空気には湿気以外のものも含まれているように感じた。瀋陽はだんだん肌寒くなり、暖を取るために大量の豆炭が使われていた。このため深刻な大気汚染が引き起こされていたと考えられている。ニュージーランドの農場育ちの私は、市街の南部に大規模なアヒル農場といくつかの生鳥市場があるのを見逃さなかった。ここで見たものは、北京の伝統的ペキンダックのレストランで出てきたご馳走も思い出させるが、その重要性はその顚末とともに次の章で説明しよう。

ずっと後になってレイバーは、1972年の中国訪問は「1頭のブタの研究(the one-pig study)」だったとよく語っていた。われわれが唯一採取した1頭のブタの血清検体は、H1N1亜型ウイルスに対する抗体を保有しており、ブタが過去にこのインフルエンザウイルスに感染していたことを示していた。一方、われわれの研究室で検証した結果、インフルエンザ治療薬として売られていた薬草から抽出した成分には、ウイルス感染に対する効果はないことが判明した。もちろん、解熱鎮痛薬としては効いていたのかもしれないが……。

われわれは、中国人科学者の快さには大変感服させられた。彼らはウイルス株を分与してくれ、また自分たちの情報をオープンにして活発に議論の相手にもなってくれた。今回のわれわれの訪問が

1977年の中国北部におけるA/USSR/90/77(H1N1)の再流行[いわゆるソ連かぜインフルエンザ。スペインかぜインフルエンザウイルスの子孫はその後季節性インフルエンザとして毎年流行を繰り返した。1950年に流行したウイルスと同じウイルスが、1977年にソ連型ウイルスとして再出現して世界的に大きな流行を起こした。その起源と出現経緯については謎が残されている]に関する中国政府からの情報提供に役立ったのか、「パンデミック・インフルエンザの起源は動物にある」という仮説は最終的に受け入れられたのか、今に至るもわれわれには確かではない。しかし、われわれの研究室には中国から多くの研究者が学びに来るようになったし、1982年11月に北京で開催された「パンデミック・インフルエンザの起源」という学術会議は、中国医学学士院ウイルス学研究所(The Institute of Virology of the Chinese Academy of Medical Sciences)とオーストラリア国立大学が共催してくれた。われわれの最初の中国訪問をきっかけに始まった彼らとの交流は、今もなお発展を続けている。

第8章　インフルエンザウイルスの温床「香港」
――生鳥市場とブタの処理過程

１９６8年の香港かぜパンデミックの数年後に、私は共同研究者である香港大学のケネディー・ショートリッジ(Kennedy Shortridge，われわれは親しくケンと呼んでいる)と一緒に、私にとっては初めての香港の生鳥市場に足を踏み入れたとき、ここはインフルエンザの研究をするためにあるような場所だと実感した。わざわざ中国本土の郊外まで行く必要はなかった。ここでは家畜や家禽の方からこちらにやって来るのだ。香港でわれわれが見た生鳥市場は大小さまざまで、地元では黄色髪のニワトリとして知られる、美しい色をした黄褐色鶏を入れた数個の籠を、路地や道路の高架下に並べただけの小さなものから、生きた鳥を売っている露店がいくつも軒を連ねている巨大なスーパーマーケットのようなものまであった。そのような高層市場の1階には、鮮魚、新鮮な肉(主にブタ)、膨大な種類の新鮮な野菜などを売っている店もひしめきあっていた。上の階には家庭用品、衣類や家具などが売られていた。

中国での生鳥市場の歴史は古く、16世紀の明王朝の時代にまでさかのぼる。その頃は当然、冷蔵技術は開発されておらず、彼らは中国南部の暑い気候の中で新鮮な食肉をいつでも得られる方法として生鳥市場を発達させた。このことから、汚染された肉を食べることによる衛生上の危険性が、一般的に強く認識されていたことがうかがえる。香港や中国南部で１９９7年まで営業されていた伝統的な

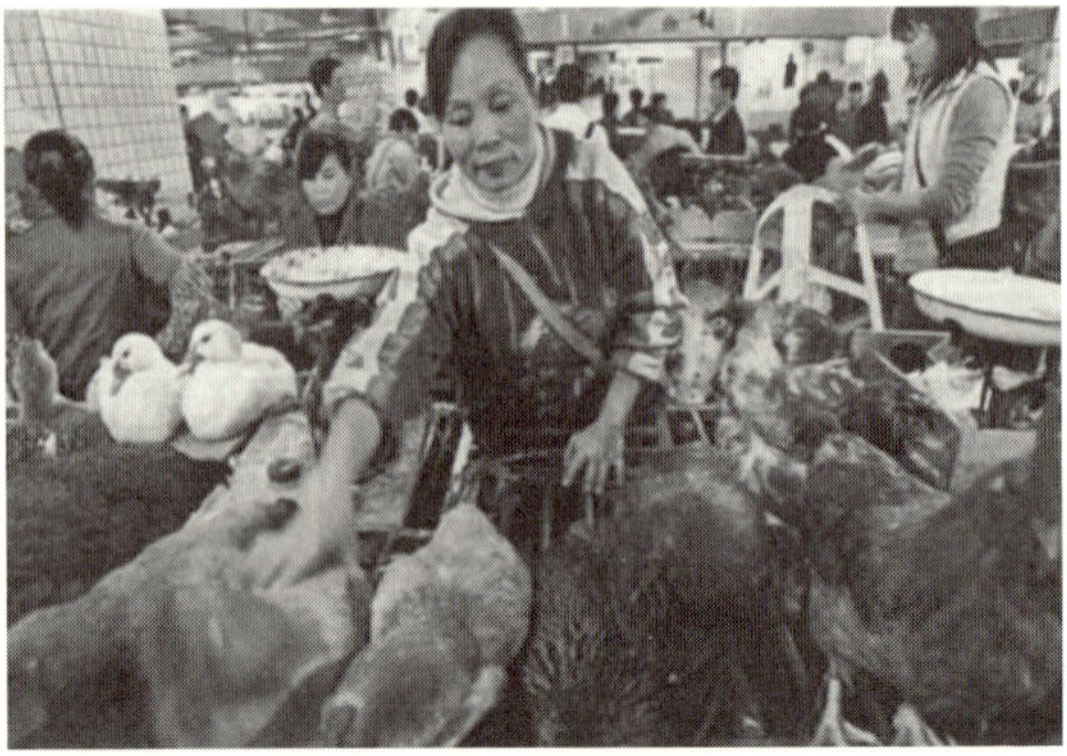

図 8–1　1970 年代，香港の中央市場にある典型的な生鳥市場．いろいろな種類の鳥が同じ屋台で売られている

生鳥市場は、インフルエンザの歴史と最も関わりがある場所だと思われる。１９９７年にＨ５Ｎ１亜型の鳥インフルエンザウイルスが現れて以降、香港の生鳥市場は劇的に変化した（第10章）。市場の数や規模が縮小されるとともに、鳥の種類ごとに別々の市場で売買されるようになったのだ。しかし中国本土では、生鳥市場は伝統的な姿をほとんど変えないまま残っている。

　街中にある大きな生鳥市場では、さまざまな種類の陸生家禽と水生家禽が取り扱われていた（図８－１）。陸生家禽の多くはニワトリの仲間で（黄色種、白色種、ウコッケイ）、あとはウズラやハトであった。ときおりキジ、イワシャコ、ホロホロチョウも混ざっていた。水生家禽の多くはさまざまな品種のカモやアヒル（ペキンダック、カーキキャンベル種、バリケン種、野生のマガモなど）と、白色、灰色あるいは黒色のガンやガチョウであった。

　このような生鳥市場をとりまくほぼすべての状態が、同じ動物種、あるいは異種間でのインフルエンザウイルスの拡散を容易にするとともに、新しいウイルス株を誕生させる環境を提供していた。そのとき私は確信したのである。激しく混ざり合い、遺伝子分節の再集合（交雑）を繰り返すインフルエンザウイルスを目の当たりにするであろうことを。ある露店では、異なる種類の鳥はそれぞれ別の籠に入れられていたが、別の店では同じ籠に入っていた。とくにニワトリとアヒルが同じ籠の中で売られていることは稀ではなかった。それらの籠は常に5段にも6段にも積み上げられていた。籠には給水器と受け皿がついているが、籠の開け閉めをする際にはいつもそれらから液体が飛び散っているありさまで、ウイルスが別の籠の鳥に次から次へと感染を広げるためには抜群の環境を提供していた。さらに、市場の床は、ホースで水をまいていつも清潔に保たれてはいたが、露店の所有者が鳥籠を完全に空にしてから洗浄することはまずなかった。

香港では、生鳥市場の露店のオーナーは2カ所の中央卸売市場から鳥を仕入れていた。それらの卸売市場の陸生家禽に関しては、中国南部、あるいはそこと隣接する香港の新界地区にある農場からトラックで順次運ばれてきた。一方、水生家禽は主に中国の海岸部から小型の船で運ばれてきた。私が目にした多くの鳥たちは、中国本土で飼育され、最終的には中国や香港の生鳥市場で売られているのだった。

ニワトリやウズラは香港の市場に到着すると、通常は1～2日で売れてしまう。アヒルやガチョウはもう少し長く(2～5日)、さらにホロホロチョウやキジなどの外来種となると1週間ほど市場にとどまるであろうか。それらを入れる鳥籠は、新しい鳥が到着するたびに積み重ねられていく。一つの鳥籠に何種類もの鳥が入れられ、それぞれの鳥籠に入れられた鳥たちは、数日間もそのままに置かれることもあったろう。

新鮮な肉を求めて市場を訪れた客たちは鳥を物色し、ときには手に取って大きさや肉づきを確かめていた。顧客が選んだ鳥を店の主人は裏手にある処理場にもっていき、ここで屠殺し、羽根をむしり内臓を取り除く。その過程で血液や羽根、あるいは内臓が飛び散ることは最小限に抑えられてはいたが、エアロゾルが発生するのは避けられない状況であった。エアロゾルとは、空気中に存在する液体や固体から成る微粒子で、ウイルスを効率よく運ぶキャリアーとなる。

街の中にある大型の小売店や生鳥市場は、多くの人々にとって便利なものであったが、さまざまな鳥種が同じ籠に入れられ、糞尿や分泌物で汚染された籠が積み重ねられ、次から次へと新しい鳥が搬入され、さらに同じ場所で鳥が解体処理されるという状況は、ウイルスが鳥の間で拡散し、さらに鳥からヒトへ伝播するための完璧な環境を作り出していた。

私はかつてプラム島で行った実験を思い出した(第6章)。2種類の異なるインフルエンザウイルスを同時にシチメンチョウやブタに感染させると、新しいインフルエンザウイルス(遺伝子分節の再集合による交雑ウイルス)が生まれるのだ。また生鳥市場で起こっていることは、生化学的にたとえると、実験室で用いるポリメラーゼ連鎖反応(polymerase chain reaction, PCR)[DNAの特定の配列部分を大量に増やす反応]のようなものである。なぜなら、ほんの数コピーの遺伝子(この場合ウイルス)を無限大にまで増幅させることができるからだ。

＊＊＊

香港で「インフルエンザ」の観点から、鳥以外にとくに興味深い動物といえば、ブタであった(今でもそうだが)。米国では1918年に発生したスペインかぜインフルエンザウイルス(H1N1亜型)がブタに伝播し、毎年冬にブタの間でインフルエンザの流行を引き起こした。これは典型的ブタインフルエンザと呼ばれている。このブタのH1N1ウイルスは世界中に広がってしまっているのだろうか？　より具体的にいうと、このウイルスは１９７０年代後半に中国南部に存在していたのだろうか？　これらの疑問に答えるために、ショートリッジと私は香港におけるブタインフルエンザの調査プログラムを立ち上げた。

香港におけるブタの食肉処理は4カ所の屠場で行われていた。そこで枝肉《えだにく》となったブタは、夜明け前にトラックや自転車で中央市場にある小売店へと運ばれていた。この過程で、ブタとヒト（とくに買い物客）が接触する可能性は、生鳥市場における鳥とヒトの接触に比べるとかなり低いことを示していた。ブタは中国南部の湖南省、江西省、貴州省および広東省の農場から、トラックや列車にぎゅうぎゅうづめに積み込まれて、３日ほどかけて香港の屠場に運ばれて来ていた。ブタの呼吸器に感染する病原体は、その間に群れの中で広がる可能性があるが、必ずしも香港到着前に発症するとは限らない。潜伏期間があるからだ。感染リスクが最も高いのは、香港の在庫管理者や食肉解体処理の作業員である。

動物の死体の中で、インフルエンザウイルスがどれくらい生きているかは、その動物種と保存温度に依存する。凍結させた場合には半永久的である。冷蔵庫程度であれば1週間ちょっと、室温では２～３日程度であろう。鳥の場合にはウイルスは腸管にいることが多いので、解体処理の際に肉が汚染されやすく、処理後にはウイルスが残りやすい。これに対してブタでは、ウイルスは気管や肺に存在するので、ウイルスは解体処理の際にこれらの臓器とともに速やかに除去されていた。インフルエンザウイルスは通常の加熱調理によって完全に死滅する。

１９６８年にＨ３Ｎ２亜型ウイルスによる香港かぜパンデミックが出現した後に、米国国立衛生研究所（National Institutes of Health, ＮＩＨ）から科学界に対して、パンデミック・インフルエンザウイルスの起源を解明し、パンデミック対策を確立するための研究を実施するよう要請があった。セント・ジュード小児研究病院のわれわれのグループは、香港大学のショートリッジを共同研究者として、米国と香港における野鳥、家禽、ブタのインフルエンザの調査を提案し、5年間の研究資金を得ることができた。この研究費のお陰で、第4・5章で述べたとおり、われわれは北アメリカの渡り鳥に関する長期的な調査を行い、インフルエンザウイルスの自然界における生態(インフルエンザウイルスの自然宿主は野生水禽である)を解明することができたのである。この、インフルエンザウイルスの本来の自然宿主は野生水禽であるという基本原則は現在、広く受け入れられている。しかし最も重要なことは、この研究資金がショートリッジとの共同研究を支援してくれたという点であった。

ショートリッジはインフルエンザ調査のための実験室を、すでに香港大学に設置していたので、われわれは1977年までに、生鳥市場の鳥からさまざまな亜型の多数の鳥インフルエンザウイルスや、ニワトリに致死的な病気を引き起こすニューカッスル病ウイルス(Newcastle disease virus, NDV)などを含む多くのパラミクソウイルス[103頁のコラム3参照]を検出することができた。これらすべてのウイルスは、一見健康な鳥から分離された(主にアヒルからだが、ニワトリやガチョウからも分離されていた)。多いときで10パーセント程度の鳥からウイルスが分離され、その半分が鳥インフルエンザウイルスで、残りがNDVであった。13種類の異なる亜型の鳥インフルエンザウイルスが分離され、そのうちいくつかは、1968年に香港かぜパンデミックを起こしたH3N2ウイルスと近縁であった。しかし、大多数のウイルスは既知の鳥由来のウイルスであった。実は、そのなかのいくつかのウイルス株は、カナダで渡り鳥から見つかったものと近縁であることがわかり、鳥インフルエンザウイルスは地球規模で拡散していることが示唆された。われわれが見つけたインフルエンザウイルスのほとんどが、呼吸器ではなく、総排泄腔のぬぐい液から分離されたものであった。またショートリッジは、1羽のアヒルから異なる2種類のウイルスを同時に検出していた。これらは、同じ亜型のヘマグルチニン（HA）を共通にもっているが、ノイラミニダーゼ（NA）の亜型は異なっており、両者は別のウイルスであった。つまり、われわれがプラム島の実験室で行った研究結果から予測していた通り、インフルエンザウイルスは、自然界（鳥の体内）という現実の世界でも、実際に遺伝子分節の再集合を起こしていることを示唆していた。

1976年に香港の屠場で行ったブタの調査も同様に価値のあるものだった。一見健康な356頭のブタから採取した鼻腔ぬぐい液から、11株のインフルエンザウイルスを分離できたのである。それらのウイルスの亜型はすべてH3N2だった。そのうちの6株は1968年の香港かぜパンデミックの原因となったH3N2ウイルスと同一であり、残りの5株は1976年頃に季節性インフルエンザとしてヒトの間で流行していたウイルス、すなわち1968年のパンデミックウイルスが毎年少しずつ遺伝子の突然変異を蓄積しながら変化してきた変異体ウイルス（1975年に季節性インフルエンザの患者から分離されたA/Victoria/3/75株）に近いものだった。つまり、1968年当時のパンデミックウイルスは、8年後の1976年までにはヒトの間からは姿を消したが、ブタのなかでは変化することなく流行し続けていた。さらに、1976年の時点でヒトの間で流行していた変異体ウイルスが、ブタにも伝播してブタの間で広がっていたことも同時にわかったのである。インフルエンザウイルスの生態におけるブタとヒトの間の興味深い関係が明らかにされた。一方、香港の生鳥市場で見つかったさまざまなインフルエンザウイルスのいずれも、ブタからは検出されなかった。

前述のように、香港の生鳥市場の鳥から見つかった鳥インフルエンザウイルスは驚くほど広い多様性をもっていた。このことが単なる偶然ではないことを確かめるために、ショートリッジは2年目にも同様の調査を行った。彼は前年の結果を再確認しただけではなく、既知のほとんどすべての亜型のウイルスを生鳥市場の鳥から検出したのである。このなかにはヒト、ウマ、あるいはブタのインフルエンザウイルスに似たウイルスも含まれていた。見つかった136株のウイルスのうち、126株は中国から香港に輸入されたアヒルから分離されたものであった。南北アメリカ大陸の野生のカモから見つかったインフルエンザウイルスと同じようなウイルスが中国のアヒルからも検出されたということは、カモ類はインフルエンザウイルスの地球規模の貯蔵庫であることを示している。さらにわれわれの調査結果は、生鳥市場は、異なるインフルエンザウイルスの遺伝子を混ぜ合わせて新しいウイルスを作り出したり、鳥のウイルスをヒトに感染させたりする、インフルエンザウイルスの温床であるというわれわれの主張を裏づけるものであった。

第9章　世界探究——１９７５〜１９９５年

われわれが健康な野生の水鳥や家禽から鳥インフルエンザウイルスを分離して以来、オーストラリア、日本、ソ連、ヨーロッパ、米国において、鳥類を対象とした数多くの野外研究が行われた。その結果、鳥インフルエンザウイルスが世界中の鳥類に広く分布していることが明らかになった。いくつかの亜型のウイルスは、カモよりもカモメからより多く分離された。またユーラシア大陸由来のウイルスとアメリカ大陸由来のウイルスは、それぞれ遺伝的に区別される別系統に属していた。しかし、インフルエンザウイルスが世界中の水鳥で見つかるという事実は明白だった。１９７０年代半ばから１９９０年代半ばにかけて、インフルエンザウイルスの研究者や生態学者、獣医師の間では「ほとんどすべての亜型のA型インフルエンザウイルスの自然宿主は野生の水鳥である」ということが知られるようになり、世界の共通認識となっていた。しかし、これらのウイルスがヒトに伝播するようになったという動かぬ証拠(smoking gun)はこの頃にはまだ見つかってはいなかった。

１９５２年にはすでに、ＷＨＯはインフルエンザが人類にとって地球規模の健康問題であることを認識しており、世界レベルの疫学調査ネットワークを構築した。さらにヒトのインフルエンザの制圧を目的としたＷＨＯの世界インフルエンザ監視ネットワーク(ＧＩＳＮ、現在のＧＩＳＲＳ)は、われわれのブタやカモのインフルエンザに関する研究を強く支持しており、これがヒトのインフルエンザウイルスの起源についての解明とよりよい理解につながったものと考えられる。

1975年1月1日、米国テネシー州メンフィスにあるセント・ジュード小児研究病院は、ヒトと動物の境界領域におけるインフルエンザウイルスの生態研究のためのWHO協力センターに指定され、私がその責任者に任命された。

セント・ジュード小児研究病院は、費用負担の必要ない小児がん研究センターとしてとくに知られているが、エンターテイナーのダニー・トーマス(Danny Thomas)によって1962年に設立された。彼がまだ無名のころ、もしショー・ビジネスの世界で成功を収めたら、セント・ジュード(聖ユダ。報われなかった努力に対するカトリックの守護聖人)に捧げる記念像を建造するとの誓いを立てていた。その後、彼はラジオやテレビで人気キャスターとなったが、その約束を覚えていて、ある日枢機卿のサミュエル・ストリッチ(Samuel Stritch)にどのような像がよいかを相談した。枢機卿は聖像の建造に反対だとダニー・トーマスを説得した。「鳥がその上に糞を落とすだけで、人類を救いはしないだろう!」と。その代わり、彼の最初の赴任教区だったメンフィスに、小さな病院を建設するよう提案した。ダニー・トーマスの夢の病院は、創設者たちの偉大な洞察に基づいて、患者の家族には一切の治療費を負担させずに小児がんを治療することを目標として、臨床研究と募金集めを統合した体制でスタートした。

当時、私はよくこんな質問をされた。「がんに侵されている子どもたちに対して、インフルエンザの研究は何の役に立つのですか?」と。セント・ジュード小児研究病院での私のインフルエンザ研究に対するごく初期の審査会でも、審査委員長は私に同じことを聞いた。そのとき私はこう聞き返した。「委員長! 何がセント・ジュードの子どもたちの命を奪うのか、あなたはご存知ですか?」と。すると彼はこう言った。「もちろんがんです! とくに小児白血病でしょう!」と。

私はこう答えた。「違います！　インフルエンザや麻疹《はしか》です。彼らにとっての最大の殺人者はかぜなどのありふれた感染症なのです！　なぜなら、がん細胞を殺すために開発されたすべての治療法は、同時に子どもたちの感染症に対抗する免疫応答も阻害してしまうからです。がんの治療中の子どもには、インフルエンザの治療薬は一つも与えられていないのです。私の目標は、常にインフルエンザを理解し、そしてより新しくよりよいワクチンや薬を開発することなのです」と。

ありがたいことに、審査委員会はＷＨＯにおけるわれわれの役割を認め、熱心に支援してくれることとなった。

＊＊＊

１９７５年後半、インフルエンザに関するソ連・米国共同研究プログラムへの参画のために招聘された際に、私はパンデミック・インフルエンザの起源を探る国際調査を拡大して実施する機会を得た。シベリアでは膨大な数の野生水禽が繁殖しているので、ロシアにおける野外調査と双方の研究室間の研究者交流を行うことができたのは実に喜ばしいことだった。

北半球での早春にウィスコンシン大学マジソン校のバーニー・イースターデイ(Barney Easterday)と私は、ディミトリー・ルボフ(Dimitri Lvov)所長と彼のスタッフたちに会うために、イワノフスキー(Ivanovsky)ウイルス研究所があるモスクワに向けて飛び発った。そこでわれわれは今後の野外調査計画について話し合った。調査地域はロシア南西部のロストフ・ナ・ドヌ(ドン川沿いのロストフ市．Rostov-on-Don)に近いドン川(Don)であった(**図9－1**)。

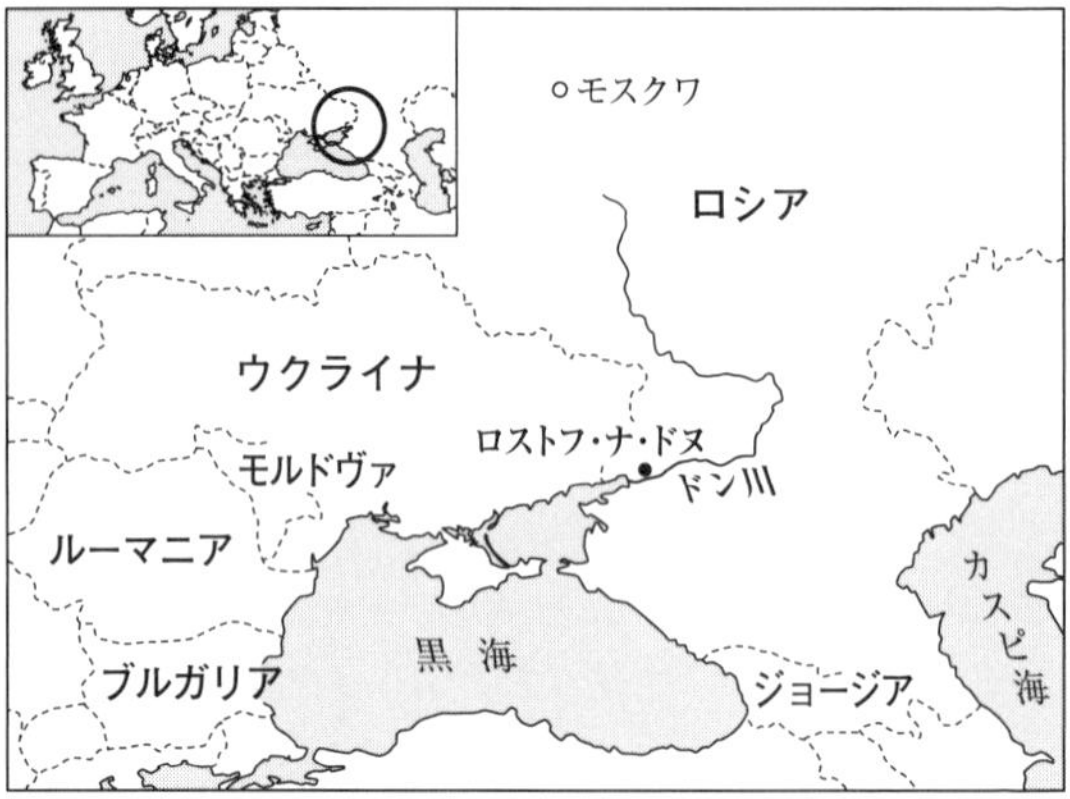

図 9-1 インフルエンザに国境なし. 1975 年にソ連と米国の研究者が共同で, ドン川流域において行った野生の水鳥のインフルエンザの疫学調査 2 カ所の位置を示す

渡りをする水鳥たちは、シベリアの営巣地に戻る前にこの地で越冬していた。水鳥の捕獲方法は、高馬力のアルミ製モーターボートから猟銃で撃ち落とすというものであった。1隻のボートに3人が乗船し、1人がモーターを動かし、船首にいる1人が鳥を射撃し、残りの1人が撃ち落とされた鳥を回収した。われわれはさまざまな種類のサギ、カモ、オオバンその他の野生水禽類を採集した。

ある日の午後、私は2人のロシア人の仲間(2人とも英語を話すことができなかった)と調査に出たが、全くうまくいかなかった。ひどく寒い日だった。1人が河岸に向かって水の中を歩き出し、やがて葦わらに姿を消した。少なくとも30分は姿を見せなかったので私はひどく動揺した。しかし、ついに彼は誇らしげに獲物を見せながら戻ってきた。――それは、その後われわれを体内から十分に温めてくれたウォッカのボトルであった。

最終的には25種類321羽の鳥を採集した。喉と気管のぬぐい液の採取に加えて、肺、肝臓、腸管および胸腔から血液を採取した。異なる鳥からの検体採取のために同じ器具を何回も再使用せねばならなかったので、交叉汚染を極力防ぐために、使用ごとに器具を100パーセントのアルコールに浸《しん》漬《し》しては炎で燃やすという操作を繰り返した。ただし1回使用した器具には1回だけの消毒処理だった。私はこの方法に疑問を感じた。なぜなら私は滅菌(微生物を完全に死滅させること)するには、使用ごとにこの操作を3回繰り返すことが必要だと教わっていたからである。最終日の午後、今回の調査の成功を祝った際にこの疑問はすべて解消した。ウォッカを飲みほしてしまったとき、残してあった消毒用アルコールが持ち出され、これでパーティーはさらにもう数時間続くこととなったのだ。

共同研究から得られた発見により、野生の水鳥がインフルエンザウイルスの保有動物であることが確実になった。321羽の鳥からはインフルエンザウイルスは分離されなかったが、多くの亜型のインフルエンザウイルスに対する抗体が検出された。鳥におけるインフルエンザウイルスの感染様式はヒトでの感染様式と同じだが、実際にウイルスを分離するためには適切な時期と適切な場所が重要であることがわかった。

最も重要な疑問は、多くの亜型のA型インフルエンザウイルスが鳥の群に感染した後、どのように(そしてどこで)維持されているのかという問題である。

一つの可能性として南極圏で凍結保存されている可能性がある。もしそうならば、南極のペンギンはおそらく、究極のインフルエンザウイルスの保有動物であるだろう。この可能性を明らかにするために、ニュージーランドのオタゴ大学衛生研究協議会のフランク・オースチン(Frank Austin)とトニー・ロビンソン(Tony Robinson)と私は、インフルエンザ感染の証拠を見つけようと考えた。アデリーペンギン(*Pygoscelis adeliae*)、南極トウゾクカモメ(*Catharacta antarctica*)、ウェッデルアザラシ(*Leptonychotes weddellii*)からぬぐい液と血液材料を集めるために、ニュージーランド南極プログラムを申請した。その研究計画は南極の夏である1986年1月に採択され、米国海軍がわれわれをニュージーランドのクライストチャーチからスコット(Scott)基地(ニュージーランド南極研究ステーション)まで連れて行ってくれた。

私はヘラクレス航空の貨物責任者が、今回の調査のために準備してくれた装備を今でも覚えている。全員が緊急時の南極用防寒具に身を包んで、まるで自分たちがペンギンであるかのようによたよたと航空機に乗り込んだ。各々のシートはただ単に網目状の布を機体の壁に吊り下げただけのものだった。機体の中央部は巨大な木枠の箱で埋め尽くされ、床から天井まで積み上げられていた。耳栓をしていてもエンジンの騒音はとてつもなく大きかった。すべてが刺激に満ちたものであった。

スコット基地での最初の活動はサバイバル訓練だった。2日目の午後、われわれはヘリコプターで出かけ氷河の雪原に降り立った。再び南極用の防寒具を着込み、配給物資と寝袋、折りたたみ式のショベルをもった。われわれへの指示は、翌日迎えが来るまでシェルターで一夜を過ごすことだった。オースチンと私は雪洞よりもイグルー[氷をドーム状に積み上げたカナダ原住民の住居]を選んだのだが、それはとても快適であった。ただ問題は、私のカメラが寝袋の中に入れていなかったために、電子回路が凍結してしまったことだった。

検体はロス(Ross)島バード(Bird)岬のアデリーペンギンと、トウゾクカモメのコロニーから採取された。そこはスコット基地から相当離れていたので、われわれはヘリコプターで移動した。ヘリコプターが着陸する光景は素晴らしかった。アデリーペンギンは沿岸の氷山の割れ目の間から次々と海に飛び込み、広大な営巣コロニーに向かって気取った歩き方で長蛇の列をなしていた。またペンギンたちは、巣に使える小石の占有権をめぐって、競い合っていた。

われわれはそこの小屋にしばらく滞在しなければならなかったのだが、ニュージーランド・ラジオ局の人たちが2〜3日間、その小屋を占有していたことには驚かされた。そのラジオチームはわれわれにテントを渡してくれた。そのテントでは十分な暖かさを確保できないのではないかと心配したが、実際にはその南極用のテントは二重構造になっていて、南極用の寝袋もまた同様であった。

アデリーペンギンの背丈はヒトの膝丈ぐらいで、まるで自ら捕まえられるのを待っているかのように見えたが、実際にはとても力強くて、ぬぐい液と血液を採取する際には、1人だけでペンギンを押さえつけるのにはかなり悪戦苦闘した。トウゾクカモメはペンギンのコロニーの端で、ペンギンの雛を狙って徘徊しているところを長い棒で押さえ、ぬぐい液と血液を採取してから放してやった。

スコット基地の周りに生息するウェッデルアザラシから検体を採取するために、スノーモービルで海氷の先端部近くまで偵察に出た。そこで騒音を発するモービルを停め、徒歩でアザラシに近づいた。ウェッデルアザラシは巨大で、しばしば体長3・5メートル、体重550キログラムを超えていた。検体採取のための戦略は、眠そうなアザラシにじりじりと近づき、頭に分厚い麻布袋を被せることだった。1人がその袋を持ち上げ、もう1人がアザラシの尻尾から採血し、袋を部分的に持ち上げたときに、すかさず鼻腔ぬぐい液を採取した。これは少し危険を伴う作業であり、当初かなり気を使ったが、実際にはアザラシは、かなりおとなしかった。

これら3種の鳥や動物から採取した総数200以上の検体からは、インフルエンザウイルスは分離されなかった。しかしアデリーペンギンとトウゾクカモメから採取した血清の約10パーセントから、インフルエンザウイルスに対する抗体が検出された。この結果は、これらの鳥が過去にインフルエンザウイルスに感染していたことを示している。H10亜型に対する抗体がアデリーペンギンから、N2亜型に対する抗体がトウゾクカモメから検出された。また、パラミクソウイルス（103頁のコラム3

する抗体は検出されなかった。

これらの研究結果は、初期の頃にオーストラリアのグレートバリアリーフで行った渡りの海鳥を対象とした調査(第3章参照)を思い出させたが、アデリーペンギンとトウゾクカモメがインフルエンザウイルスに感受性があることが今回初めて明らかになった。しかし、ウイルスを分離するためには、より組織的な調査が必要であると考えていた。そして2013年、他の研究グループがアデリーペンギンからH11N2亜型のインフルエンザウイルスを、またヒゲペンギン[*Pygoscelis antarctica*]からH5N5亜型のインフルエンザウイルスを分離することに成功している。

1975年から1996年までの約20年間、インフルエンザの研究者たちとWHOは、ヒト、ブタ、鳥のインフルエンザの調査について中国との共同研究を積極的に実施した。中国の研究者たちも国際研究体制への参画に興味を示した。彼らはWHOによるヒトのインフルエンザを対象とした国際共同疫学調査システムが、インフルエンザワクチンに関する重要な知見を提供していることを認識していた。1987年、中国はWHOの地球規模プログラムに正式に参画し、他の地域のウイルス株と中国のウイルス株を比較して、ワクチン株を変更すべきかどうかの判断のために、分離株の提供などで協力することになった。その意味で、1987年までに中国は重要な国際貢献国となった。事実、1987年から2005年まで、毎年世界中で使用されたWHO推奨のワクチン株には、少なくとも1株の中国の株が含まれていたのだ。中国との科学交流はこの期間を超えてさらに発展し、1980年代の初期には中国衛生局の支援によって、中国人研究者たちが4カ所のWHO協力センターを訪問し、国際的な科学交流を前進させた。これらの訪問は現在まで続けられている。

他方、WHOとの共同体制をより促進するために、中国衛生局は海外の科学者を北京、武漢、上海、福建省福州、そして私が参加した深圳《しんせん》の公衆衛生研究施設や地方自治体の防疫部署へ招聘した。

このときに行われた会議は非常に有意義なもので、中国とのより強固な協力体制、情報共有、さらに中国におけるヒトインフルエンザのサーベイランス（流行動向の監視）や、流行予防体制の構築に大いに役立った。技術的な面からも、これらの訪問はブタやニワトリにおける動物インフルエンザウイルスの生態に関する研究やさらなる理解に結びついた。その成果は、雲南省昆明、武漢、四川省、貴州省、広東省におけるブタインフルエンザに対する共同サーベイランスの実施である。

このプログラムのもとで、中国南部の江西省南昌市にある江西（Jangxi）医科大学の2人の奨学研究生、ジョウ・ナンナン（Zhou, Nannan）とシュウ・リリ（Shu, Lili）が、自分たちの大学と県の責任者らに働きかけた結果、1970年にレイバーと私がやりたかったいくつかの実験を実施してくれた。最初の研究は、家でブタを飼っている女性が、飼っていない女性と比べてインフルエンザ感染のリスクがより高いのかどうかを検証することであった。

週ごとに地方の女性専門病院で、外来受診患者の鼻咽頭部からインフルエンザウイルスの分離を試み、また呼吸器症状を呈していた女性患者の中で、家でブタを飼育していない人からは血液が採取された。この研究から、家でブタを飼育している女性と飼育していない女性との間には、インフルエンザの罹患率に有意差はないことが明らかとなった。この研究ではさらに三つの新しい知見が得られた。

1番目の知見は、中国南部での季節性インフルエンザはピークが2つある流行を起こしていたことだ。その一つは冬季（11月～3月）に起こり、別の流行は夏季（7月～9月）であった。2番目の成果は、家でブタを飼育している女性の25パーセント以上がH7亜型の鳥インフルエンザウイルスに対する抗体を保有していた点である。3番目の成果は、WHO世界インフルエンザ監視ネットワークへの物質的な貢献〔ウイルスの提供〕であった。すなわち、それらの女性から分離されたウイルス株の一つが、新たに出現してきたH3N2亜型ウイルスの変異株の代表として選ばれ、次の流行期向けのインフルエンザワクチン株としてWHOが世界に向けて正式に推奨したのである。

中国における2度目の共同研究が1996年に実施された。今回の研究対象は同じ家の中でブタとアヒルを飼育していて、かつ1〜3人の子どものいる20世帯の家族であった。これらの家ではブタが人間の生活区域に隣接したところで飼われており、アヒルは放し飼いにされていた。季節性インフルエンザの流行のピークは冬で、夏にも小さなピークが認められた。人とブタでの発生率はともに低かったが、両方とも当時、中国で流行していたヒトのH3N2亜型ウイルス(香港型)に感染していた。調査期間中に家で飼育されていたアヒルから4株の異なる亜型のウイルスが分離された。驚くことにアヒル全体でのウイルス分離率は0・9パーセントしかなく、生鳥市場での分離率よりも明らかに低かった。アヒルから分離された1株のH7N4亜型ウイルスに対する抗体が、検査した対象家族154人中8人から検出された。

これらの研究でわれわれが得た最大の知見は、家で飼育されているアヒルのウイルス保有率が、生鳥市場のアヒルよりも非常に低かったことである。また、これらの動物と接触のあるヒトが抗体をもっていたことから、これらのアヒルのウイルスが間違いなくヒトに感染していたことである。しかも、感染を受けたヒトは症状を一切示さなかった(不顕性感染)。周囲で飼育されているアヒルのインフルエンザウイルスが、家の子どもたちに伝播することはごく稀なことであり、感染したとしても症状を示すことはないらしい。なお、同時に行われた中国南部南昌市の生鳥市場での鳥インフルエンザウイルスのサーベイランス調査の結果は、香港での調査結果とほぼ同様であった。
南昌の家族を対象としたこれらの研究によって、インフルエンザにおけるヒトと動物の接点に関する理解は大きく前進することとなった。これらの研究成果から、中国で分離されたヒトのＨ３Ｎ２亜型ウイルスが、ＷＨＯが推奨するワクチン株に採用されて世界中で使用された意義は大きかった。さらに、長年の懸案であった疑問、すなわちアヒルやブタが飼育されている家庭よりも、生鳥市場の方が、ヒトへのウイルス伝播が起こりやすい場所であるということが確かめられた意義も大きかった。

コラム３　パラミクソウイルス・オルトミクソウイルス

パラミクソウイルスは、オルトミクソウイルス（インフルエンザウイルス）と同じくＲＮＡを遺伝子とするが、別のグループのウイルスである。それらの遺伝子構造は異なっている——インフルエンザウイルスのように遺伝子は分節状ではなく、１本につながっているが、インフルエンザウイルスのように赤血球を凝集する。オルトミクソウイルスと違い、パラミクソウイルスは遺伝子変異の頻度は低く、近縁のウイルス間での遺伝的多様性は少ない。

これらのウイルスは呼吸器感染症、たとえばヒトのおたふくかぜ（ムンプス）や麻疹、イヌのジステンパー、ウシのリンダーペスト、さらにはニワトリにも呼吸器感染症を引き起こす。ニワトリで最も知られているのはニューカッスル病ウイルス（ＮＤＶ）である。鳥インフルエンザウイルスと同様に、軽度な症状を示すものから致死率１００パーセントのものまで病原性は多様である。野鳥の間には弱毒型のＮＤＶや他のパラミクソウイルスが存在する。

第10章　動かぬ証拠——The Smoking Gun

１９９０年代までに「家禽とブタのインフルエンザは、野生水禽が保有するインフルエンザウイルスに由来する」という見解は広く受け入れられたが、しかし一方で「鳥のインフルエンザウイルスは、直接にヒトのインフルエンザを引き起こしうる」という研究テーマで研究費助成機関を説得することは非常に困難であった。そんなことは起こるはずがない、とそれまでは誰もがそう信じていた。ところが１９９７年、香港における１人の子どもの死亡例の報告によって、すべての状況はがらりと変わったのである。

１９９７年5月21日、香港のクイーン・エリザベス病院の集中治療室で3歳の男の子が亡くなった。インフルエンザによる死亡と診断された。その子は発症前まではぴんぴんしていたにもかかわらず。比較的重いインフルエンザ様症状のために入院したが、５日目に高熱とウイルス性肺炎を起こした。肺は肺炎による滲出液《しんしゅつえき》で満たされ、集中治療の甲斐もなく息を引き取ったとのことであった。

当時、香港の公衆衛生研究所にいたウィリナ・リム（Wilina Lim）は、亡くなった男の子の気管検体からインフルエンザウイルスを分離しその同定を試みたが、これまでヒトの間で流行伝播しているインフルエンザウイルスであると特定することはできなかった。米国ジョージア州アトランタにある米国疾病管理予防センター（US Center for Disease Control and Prevention, ＣＤＣ）に検査を依頼したが同様の結果であった。そこでリムは分離したウイルスを、オランダの国立インフルエンザセンター（National Influenza Centre of Netherlands）にいる、彼女と長年にわたってインフルエンザ監視活動で協力してきたヤン・デ・ヨング（Jan de Jong）のもとに送り、ウイルスの同定について助力を求めた。デ・ヨングと同僚のアブ・オステルハウス（Ab Osterhaus）は、私のセント・ジュード小児研究病院には、これまでに知られているすべてのインフルエンザウイルスのヘマグルチニン（ＨＡ）分子およびノイラミニダーゼ（ＮＡ）分子に対する抗血清が準備されていることを知っていた。彼らはわれわれに抗血清の分与を願い出てきた。そうして香港で死亡した男の子の呼吸器から分離されたウイルスが、鳥類由来のＨ５Ｎ１亜型のウイルスによく似ていることを突き止めたのである。このＨ５Ｎ１亜型のウイルスはこれまでにニワトリとアヒルでしか見つかっておらず、感染したニワトリに対して１００パーセントの致死率を示す高病原性の鳥インフルエンザウイルスだ。デ・ヨングは、何かのミスでこのウイルスが男の子の検査材料に混入したのだろうと思っていた。そこで確認のために香港の研究所を訪れた。デ・ヨングとオステルハウスは、死亡した男の子の気管から直接に採取された元の検体を使って同じように調べてみた。するとその検体中に致死性のＨ５Ｎ１亜型の

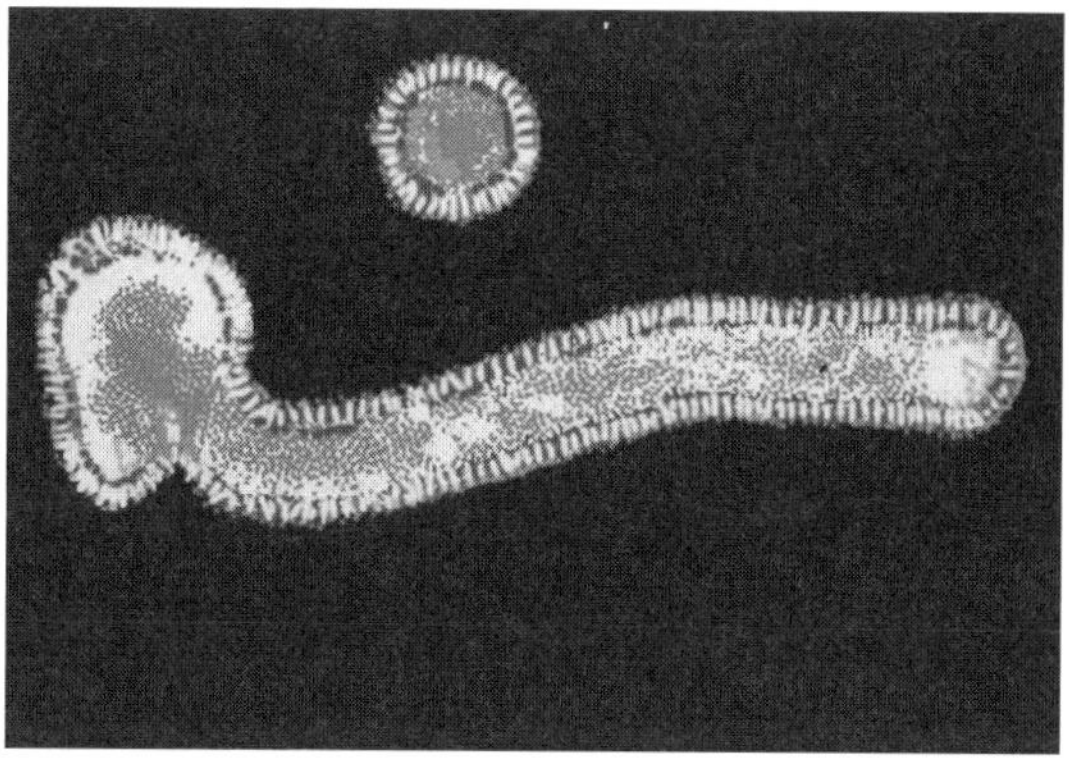

図 10-1 1997 年 5 月 21 日，3 歳の男子患者から分離された H5N1 亜型インフルエンザウイルスの電子顕微鏡写真．長い紐状（糸状）ならびに球状を示す．撮影：ゴーパル・ムルティ博士（Dr. Gopal Multi）

鳥インフルエンザウイルスを確認したのである。

香港では期を同じくして3カ所の家禽農場でH5N1亜型鳥インフルエンザの発生が確認されており、そこでは70～100パーセントの家禽が死亡していた。しかし死亡した男の子とこれらの発生農場の間に接点があったか否かは不明なままであった。H5N1亜型の高病原性鳥インフルエンザウイルスがヒトに感染して死亡させたなどという報告はこれまでどこにもなく、それゆえこの初めての事例は一大関心事となったのである。私のオランダ人の友人が「この事件はパンデミックの警鐘なのかもしれない」と言っていたが、私も同じ思いを抱くようになっていた。

幸いなことにこのH5N1亜型のウイルスは男の子の家族や治療にあたっていた人たちへ広がることはなかったため、非常事態にまでは至らなかった。しかしその6カ月後の1997年11月と12月、さらに17人の患者がH5N1亜型インフルエンザと診断され、そのうち5人は命を落とした。WHOの世界インフルエンザ監視ネットワークは警戒レベルを引き上げることとした。「恐怖の新型ウイルスの出現」が危惧されたのである。

＊＊＊

私がその感染爆発の話を聞いたのはある土曜日の朝だった。私が庭で堆肥をこしらえていると、妻のマジョリーが電話機をもってやってきた。当時、CDCでインフルエンザ部門長をやっていたナンシー・コックス(Nancy Cox)からであった。彼女は「香港でまた6人の重症のインフルエンザ患者が出たって。3人が集中治療室に運ばれたけれど1人はすでに亡くなっている」と話した。われわれが懸念し、長らくその発生をとらえる準備を進めてきた、鳥からヒトへの直接的な感染が実際に発生したとの「動かぬ証拠（The Smoking Gun）」だな、と強く確信した。私はすぐさま香港大学にいる同僚のケン・ショートリッジに電話をし、私が香港で彼の活動に合流できることを確認した後、翌日の出発に向けて航空券を予約した。

私が香港に到着したとき、人々は7月に差し迫ったイギリスから中国への「香港返還」のためにうわの空であった。香港大学にあるショートリッジの研究室は、香港返還に伴う大学管轄の移行期間のために新しい雇用契約が取れず、人手が不足している。われわれがやるべきことは明白であった。ただちに生鳥市場へ赴き鳥から検査材料を集めること、そして検査結果を農水当局および保健当局に報告することである。検体の採取、10日齢の発育鶏卵を使ったウイルス分離、培養されたウイルスの確認・同定、これらすべての作業には多くの熟練した人材が必要であるが、人的資源には限りがあった。そこで私が香港に着いた最初の夜にやったことは、かつて私の研究室でポスドク（post-doc，博士研究員）時代を過ごした日本や中国の若い研究者に、片っ端から電話をすることであった。今何をやっているとそれをぶん投げて、できるだけ早くこのプロジェクトに合流するよう依頼し、その実現にむけた調整や交渉に骨を折った。

セント・ジュード小児研究病院に置かれた、ＷＨＯのインフルエンザウイルスの生態に関する協力センターには二つの重要な責務がある。一つは動物とヒトのインフルエンザの境界領域に関する若手研究者を育てること、もう一つは研究者同士が国の壁を越えて国際的に協力できるように各国の研究機関を統括・調整することである。私の最も信頼する協力者の１人が北海道大学獣医学部からやってきた喜田宏である。彼は１９８０～１９８１年と１９８６～１９８７年の２度にわたり、客員研究員として私の研究室での研究を進めてくれた。喜田は「ヒトのインフルエンザ・パンデミックの発生にはブタの果たす役割が大きい」と強く提唱した人物で、鳥のウイルスとこれまで流行していたヒトのウイルスが同時にブタに感染し、ブタの中で遺伝子再集合を起こして新たなウイルスが作られる、という理論の旗頭である。また彼は、高病原性鳥インフルエンザへの対処には「ワクチンを使わずに摘発淘汰をするべきである」といった考えの持ち主である。喜田は北海道大学へ戻って学部長を務め、大学の運営にも貢献した。現在は日本学士院会員として、また北海道大学人獣共通感染症リサーチセンターの統括として活躍している。私が思うに彼から送られた何よりの贈り物は、喜田のもとを卒業しセント・ジュード小児研究病院の私の研究室へポスドクとして派遣された素晴らしい若者たちであった。私のもとで研究をした若者たちに、１９９７年の香港へ来てくれるよう依頼したのであった。

その若手の研究者たちはすっ飛んで来てくれた。伊藤壽啓と高田礼人である。日本にいた彼らはすぐさま香港行きを手配してくれた。河岡義裕は北海道大学から私のもとに来た初めてのポスドクの１人であった。彼はポスドクとして修業した後、セント・ジュード小児研究病院で正規研究員となっていた。河岡もわれわれのグループに参加し、当時、彼のもとでウイルス学を学んでいた中国出身のポスドク、ガオ・ペン（Gao, Peng）を連れて香港に合流してくれた。こうして彼ら４人にショートリッジ博士と私とで、最初のチームが結成された。チームはみな香港で起こっていることの重要性をよくわかっていたし、この新しく現れたインフルエンザウイルスに一方《ひとかた》ならぬ関心をもつ者ばかりであった。その１人が空港到着後、「注射器や液体入りのチューブやら追加装備を、スーツケースに目一杯つめ込んでいるけれど大丈夫かな……」とひどく心配していたが、どうやら空港での荷物検査はなかったらしく、ほっと胸をなでおろしていた。

４人の若手研究者にこの危険なインフルエンザの「ホットゾーン」に集まってもらったわけだが、私は少なからぬ懸念を抱いていた。そこで万が一の緊急事態に備えて、私はヒトの第1例患者（香港の3歳の男の子）から分離されたH５N1亜型のウイルスを事前に入手していた。そのウイルスを増やしてホルマリン処理で不活化した「ワクチン」を作製しておいたのだ。そして香港にチーム全員がそろったとき、そのワクチンを各自に点鼻接種することにしていた。私は診察台に仰向けになり、香港のジョン・ニコルズ（John Nicholls）医師にワクチンを点鼻してもらった。点鼻しながらニコルズ先生は「ところでこのワクチンのH５N1ウイルスはホントに不活化されていますか？」と心配そうに尋ねてきたが、ただ一点だけ不安な要素はあった。ワクチン作製時に2度ほど発育鶏卵に接種して、ウイルスが増殖しないことは確認済みであったが、動物やヒトに接種してその効果を試したことはなかったからである。ワクチン接種が終わって立ち上がりながら考えた。「他のチームメンバーにワクチンを接種するのはちょっと待ってからにしよう……」と。このときはまず、私だけが自らモルモットになることになったのだった。

結論からいうと、感染した鳥を扱っていたにもかかわらず、チームの誰ひとりインフルエンザにかかることはなかった。数年後、H５N1ワクチンの臨床試験に参加したときに、私の血中には十分量の強い抗体応答が起こったことがわかった。その理由は１９９7年に香港で私がワクチンを接種していたからなのだが……（感染を予防する目的で、生鳥市場や実験室で作業をするときには、リマンタジンというウイルスの増殖を抑える薬を毎日飲むことも別の対策として準備していた。とはいえ、最終的にはわれわれのチームは全員ワクチン接種を受けることにしたのだが）。

１９９7年当時、香港には１０００を超える生鳥市場があった。農水当局の許可を得て、ショートリッジと多国籍チームは九龍半島と香港島の主要地区にある6カ所の大きな市営市場を重点的に調査していった。もちろん、インフルエンザを発症する前に患者の家族らが立ち寄った市場も調査した。これらの調査対象には中央市場や香港島のスミスフィールド(Smithfield)も含まれている。中央市場ではニワトリ、アヒル、ガチョウ、ウズラやハトといった主要な家禽をはじめ、少数ではあるがホロホロチョウやイワシャコといった鳥も生きたまま商われていた。どの鳥も健康そのもので、羽を逆立てたりぐったりしたりしているような鳥はいなかった。われわれは農水当局と店主の許しを得て、それぞれの鳥の気管と糞便の検査材料を集めて回ったのである。

調査期間中に二つの壁が立ちはだかった。インフルエンザウイルスの分離には、特定の病原体が存在しない(specific pathogen-free, SPF)10日齢の発育鶏卵を使用する。一つ目の問題はその卵の入手に関してだった。当初は農水当局の知り合いに頼んで供給してもらっていたが、すぐにその数が足りなくなったのである。しまいにはオーストラリアから空輸する羽目になってしまった。もう一つの問題は、香港大学クイーン・メアリー病院の微生物部門にある検査室の設備面である。この施設は大量の危険なウイルスを取り扱えるようには設計されていなかったのである。バイオセーフティーキャビネット(汚染された空気を循環濾過し、実験者とラボ内を汚染しないようにしている作業用キャビネット)は、たったの1台しかなかった。部門の職員はこの事態をすぐさま理解し、設備改善のための作業チームを工面してくれた。作業チームはクリスマスも正月(新暦)休みも返上して空調設備を整え、米国から取り寄せたバイオセーフティーキャビネットを設置してテストを行った。

われわれはこれまでに知られているすべてのインフルエンザウイルスのヘマグルチニン(HA)とノイラミニダーゼ(NA)を使って、未知のウイルスの血清亜型を同定するための抗血清のセットを事前に作製して準備していたのだが、いよいよそれらを使って分離されたウイルスの亜型を同定するときがやってきた。最初のサンプルを卵に接種して2日後、今までの苦労が報われようとしていた。香港中央市場の生鳥市場で集めてきた、見た目には健康なニワトリ（一部アヒルも）からインフルエンザウイルスを分離することができたのだ。驚いたことに、ごく初期に分離されたウイルスはH5N1亜型ではなく、H9N2亜型のウイルスだった。しかし分離作業を続けていくうちに、取れてくるウイルスはH5N1亜型とH9N2亜型のウイルスが大半を占めていることがわかった。H5N1亜型のウイルスが家禽から見つかったことの重要性は明白だが、当時はそこにH9N2亜型ウイルスが重要な関係をもっていようとは全く思ってもみなかったのである。

ただちに保健当局と農水当局に連絡し、生鳥市場にH5N1亜型のウイルスが存在することを報告した。当然ながら彼らの疑問は、鳥由来のこのウイルスが果たしてヒトに対して重篤かつ致死的な病気を引き起こすウイルスなのか否かということであった。この疑問に明確に答えるために、今やわれわれはウイルス遺伝子の塩基配列決定という有力な武器をもっており、それを自由に使える状況にあったのだ。われわれはウイルスから遺伝子を抽出し、不活化処理をしたのちに次の航空便でメンフィスへ発送した。メンフィスの実験室では週末にかけて、ヒトと鳥から分離されたH5N1ウイルスの遺伝子塩基配列を決定し、それらの比較解読が可能であった。このときはとくに、ヘマグルチニンタンパク質の遺伝子解析に重点がおかれた。

私は月曜の午後に塩基配列の解析結果をもって香港に取って返した。H5ヘマグルチニン遺伝子の塩基配列は、ヒトの患者由来であってもニワトリ由来であっても本質的に同一であった。生鳥市場にいる鳥から分離された鳥インフルエンザウイルスは、ヒト患者由来のウイルスと同じ高病原性H5亜型ウイルスだったのである。

こうしている間に、ショートリッジ博士と多国籍チームは六つあるすべての生鳥市場での検体採集を完了していた。H5N1亜型インフルエンザウイルスはすべての市場において分離され、多いところでは20パーセントものニワトリがそのウイルスに感染していた。われわれはヒトでのインフルエンザ・アウトブレイク(爆発的流行)の原因となる「もっとも可能性の高い容疑者」を突き止めたと確信した。

「H5N1鳥インフルエンザ」に罹患したヒトは1歳の子どもから60歳代にまでわたっていた。感染初期は高熱と上気道の炎症を伴う典型的なインフルエンザ様症状を現すが、半数以上の患者ではさらに病状が進行した。嘔吐、下痢、肝臓と腎臓の機能不全を伴う重症の肺炎に進展したのだ。感染者18人のうち6人が命を落とした。

その頃、香港の保健局長だったマーガレット・チャン(Margaret Chan)は保健、環境、農水当局を含むすべての関係政府部局の上級職員を集めて委員会を組織した。さらに大学の上級専門家、ジュネーブのWHO本部、アトランタ、メンフィスにあるWHOインフルエンザ協力センターの代表者も召集した。この錚々たる顔ぶれは、すべての関係者が一堂に会し、得られた情報を共有することが、対策を立てていく上で大変重要な意味をもつというチャンの認識の現れでもあった。

これまでのすべての経緯が紹介された結果、ニワトリに由来するこの高病原性H5N1インフルエンザウイルスがヒトにまで拡大し、30パーセントもの致死率を示すことが明らかになっていった。多くの市民が生きた家禽と接触する機会のある生鳥市場を通してこのインフルエンザが広がっているに違いない。このままではウイルスはヒトからヒトへの伝播能力を獲得して世界中を巻き込む大惨事をもたらすかもしれない、という懸念で見解の一致をみた。感染経路の解明で大きな転換点となったのは、中国本土に接する香港の新界地区(New Territories)にある1カ所の家禽農場で鳥が死んでおり、これが問題のH5N1鳥インフルエンザと診断されたとの報告であった。この農場の家禽が香港の生鳥市場に出荷されていたのだった。

多くの議論を経て、チャン局長と委員会は、感染者数がさらに増える前にすべての生鳥市場を閉鎖し、香港にいるすべての家禽を殺処分して埋めることを勧告した。年末の3日間で実施されたこの作戦は大仕事になり、市民には大きな混乱を引き起こしたが、その結果、ヒトへの健康被害は大きく改善された。かくしてH5N1鳥インフルエンザによる新たなヒトの感染例は認められなくなり、不安と大混乱をもたらしたH5N1ウイルスは根絶されたのである。

この手の話に火がつかないわけがない。大規模な家禽の処分を行っているころ、私は報道陣の前で囮《おとり》を演じてみせた。九龍の生鳥市場では12月27日に処分が始まった。市場への門は閉ざされ、市場の外は、インタビューをしたり写真を撮ろうと世界中の報道陣でごった返していた。市場内では政府関係者は対応に追われ、その脇でショートリッジとWHOのクラウス・シュテール(Klaus Stöhr)、それに多国籍チームの残りのメンバーがトラックに積まれた鳥を安楽殺し、せっせと検査材料を集めていた。それは長きにわたる大変後味の悪い作業だった。作業が終了した頃、市場の外の路肩は報道陣の車で埋め尽くされ、レポーターやカメラマン、テレビカメラがいたるところにいるのがわかった。

死んだニワトリがうず高く積み上げられた写真などが公開されて、人々がパニックに陥ることなどをわれわれは望んでいなかった。それを避けるためには、今行われていることの有益性や、ヒトの間に高病原性H5N1インフルエンザウイルスが広まることをどうやって食い止めるかについて説明して、報道陣の気をそらせる必要があった。黄色いジープが演壇として準備され、市場の門が開いた。私が報道陣を相手に説明し簡単な質疑応答を終えたあと、私を乗せたジープは次の家禽処分地へ向かうような素振りで出発した。テレビ局の取り巻きたちは、われわれにぴたりとついてきた。ほどなく黄色のジープはとある倉庫へと向かい、私はそこで小型車に乗り換えて走り去ったのである。私が報道陣を引き付けているその隙に、チームは次の作業場へすいすいと移動できたのだった。

その翌日、私は高熱を出してしまった。例のウイルスに感染したかもしれないと緊張したが、運よく喉から採られた検査材料は陰性であった。事前に接種しておいたワクチンが本当に効果を示していたのだと思いたい。

このときのＨ５Ｎ１鳥インフルエンザの発生で、一つ不可解なことがあった。ヒトへの感染が起き始めたころ、生鳥市場で調べたニワトリの検査材料の20パーセントからウイルスが分離されているにもかかわらず、発症や死亡したニワトリがいなかったことである。さらにいえば、分離したＨ５Ｎ１ウイルスは、高度封じ込め施設内でのニワトリに対する感染実験では１００パーセントのニワトリを殺してしまうにもかかわらず。われわれは、店の主人が死んだ鳥を隠したり、朝市場が開く前に病鳥を取り除いているのではなかろうかと疑ったりもしたが、そんな鳥はどこにも見当たらなかった。

他の可能性としては、生鳥市場内で流行している他の亜型インフルエンザウイルスがいるせいで、ニワトリが死なずにすんでいるというものである。先に述べたように、われわれは香港の生鳥市場でのウイルス分離作業の初期段階で、Ｈ５Ｎ１亜型に加えてＨ９Ｎ２亜型のウイルスを分離している。Ｈ９Ｎ２ウイルスは、ウイルス自身はニワトリに対して全く病気を起こさない(不顕性感染)か、ごく軽い症状を起こす低病原性ウイルスである。しかし一方で、これが遺伝子再集合によって致死性のＨ

5N1ウイルスを生み出す片棒も担いでいたのである。H5N1ウイルスの内部を構成するタンパク質と、H9N2ウイルスの内部を構成するタンパク質は共通している。H9N2ウイルスの感染を受けたニワトリは、この内部成分に対する免疫を獲得する。おそらくこの免疫がH5N1ウイルスに対しても交差防御免疫としてはたらくので、このニワトリはH5N1ウイルスの感染を受けても致死的な全身感染から免れていたのだろう。

中国の春節(旧暦の新年)が近づいている時期にあって、香港のすべての生鳥市場を閉鎖するという政府の決定は、店主たちからすれば怒り心頭に発するのもうなずける話だ。しかし、店の信用や世論の圧力もさることながら、保健当局はH5N1ウイルスが再び市場内に入ってくるリスクを減少させる方策が確立するまで、1週間ほど店主たちを市場から締め出した。かくしてすべての市場——生鳥および小売りを含めて——では念入りな洗浄と消毒作業が開始された。市場の定期的な点検管理の制度も導入された。各小売店は、注文していた鳥を1日で売り切るよう指示された。また、野生水禽を市場内へ持ち込むことは禁止された。アヒルなどの水生家禽は、ニワトリなどを販売している市場とは別の生鳥市場に搬送され、そこでさばかれた肉のみが小売店に持ち込めるようになった。鳥の輸送に使う木製のかごはプラスチック製のものに更新され、籠を再使用する際には、導入された巨大なケージ洗浄機で完全に洗浄することとなった。

生鳥市場内の清浄化とインフルエンザウイルスのような病原体を含むすべての有機物(鳥の糞など)の消毒には強力な洗剤(界面活性剤)や消毒薬が使われた。界面活性剤でインフルエンザウイルスを破壊し、消毒薬で他に残った病原体を不活化したのである。

農場の家禽および生鳥市場に卸される鳥は、運ばれてきたトラックごとに検査を受けることになった。死亡または病状を呈している鳥に対しては、その場でインフルエンザウイルスの検査がなされていった。おそらく最も重要な点は、家禽が摘発淘汰(大量殺処分)された場合に、販売業者と店主に対する手厚い経済的補償があるかどうかである。こうした政策は、家禽を売買する取扱業者もH5N1鳥インフルエンザを制御するための一員とすることを意味し、彼らが死んだ鳥を隠したり、洗浄に手抜きをしたりしないよう定めている。

鳥インフルエンザウイルスが見つかったらすぐに市場を閉鎖し、すべての家禽を殺処分し、洗浄と補償を繰り返した。こうした施策が功を奏してか、1997年の終わりから1999年までの間、香港の生鳥市場ではH5N1亜型ウイルスの存在を見ることはなかった。しかし、このときの高病原性H5N1鳥インフルエンザウイルスの起源に関しては、いつ、どこで、どのように発生し維持されていたのかという大きな疑問が残された。

われわれは、H5N1亜型のウイルスが中国を越えてさらに広がる可能性を大いに心配していた。われわれは、新たなインフルエンザウイルスが鳥類に出現したこと、そしてそのウイルスはブタのような中間宿主を介さずに、直接ヒトに感染しうることを見出した。幸いなことに、このH5N1亜型のウイルスは未だ、ヒトからヒトへの効率の良い感染能力を獲得してはいないようであった。しかし、あのときに香港で鳥からヒトへの偶発的な感染を完全に阻止しなかったならば、ウイルスはやがてヒトからヒトへの感染能力を獲得し、1918年のスペインかぜインフルエンザのときよりもさらに重篤な大惨事をもたらしたかもしれないのだ。

第11章　鳥インフルエンザ――H5N1亜型の出現と拡散

1997年に香港で感染爆発を起こしたH5N1亜型の高病原性鳥インフルエンザは、大量のニワトリをすべて淘汰(殺処分)したことにより翌年初旬までには終息した。しかしこのH5N1鳥インフルエンザウイルスには、どこからやってきたのか？　どのようにしてヒトへの感染能力を獲得し、ヒトを殺すようになったのか？　再び出現して広がっていくのか？　それほど症状を示さない宿主動物の間ですでに蔓延しているのか？　H9N2亜型との間に何か関連があるのか？　そして最後に、中国以外の地域にも拡大するのか？　などの重要な疑問が残された。世界中のインフルエンザ研究者たちは、もしもこのウイルスが鳥のように遠くまで飛べるように(すなわちパンデミックの可能性が高く)なった場合に備えて、これらの疑問に対する回答を探し出す必要があった。

鳥インフルエンザ(bird flu)として知られるようになったH5N1亜型鳥インフルエンザウイルスに関連する過去の記録は乏しいが、1996年秋に中国南部広東省のガチョウ農場に最初に現れ、ガチョウの40パーセントを殺す甚大な流行があったことが明らかにされている[この際にウイルスが分離されていたが、詳細な解析が行われたのは香港での流行終息後だった]。さらにH5N1ウイルスの起源を探ろうとする試みは、おおむね失敗に終わった。アジアでは、ヒトや家禽でのインフルエンザ流行における野生の渡り鳥の役割についてはほとんど注意が払われていなかったので、鳥類からのインフルエンザウイルスの分離はほとんど試みられていなかった。したがって、1996年以前には、H5N1ウイルスの起源に直接結びつくような鳥インフルエンザウイルスは分離されていなかったのである。現在入手できるわずかな情報をつなぎ合わせてわれわれが知りうる限りでは、ガチョウのH5N1ウイルスは、おそらく野生のカモの間で不顕性感染しながら維持されていた未知の低病原性鳥インフルエンザウイルスに由来していると推測される。このウイルスは、家禽化されたガチョウの集団の中で広がった後に、われわれが未だ完全には理解していない何らかの過程を経て、1996年までに温和な低病原性ウイルスから致死的な高病原性ウイルスに変化していった。その後、何らかの方法によって、高病原性のH5N1亜型インフルエンザウイルスは、広東省のガチョウ農場から養鶏場へと広がり、さらに1997年3月に、隣接する香港で発生したニワトリでの致死的流行につながったと考えられる。当時、香港では一般的であった市内中心部の家禽小売店において、ニワトリが次々に死亡していった。その後、4~5月になって郊外の養鶏場からも大量のニワトリの斃死が報告されたが、今となってみると、それ以前から、感染したニワトリがこれらの養鶏場から、香港の生鳥市場に持ち込まれていたものと推察される。

1996年の秋には病気で死亡した多数のガチョウが広東省で確認されていたし、翌年の春には隣接する香港にも高病原性インフルエンザで死んだニワトリが出現したが、どちらにもヒトでの発症患者の報告はなかった。初めてのヒトの発症・死亡例が香港で発生したのは1997年の5月だった[H5N1亜型の鳥インフルエンザウイルスと確認されたのは8月になってからであった。第10章参照]。広東省広州市のガチョウのウイルスと、香港で死亡した3歳の男児から分離されたH5N1ウイルスを比較してみると、男児からのウイルスでは内部タンパク質の遺伝子が、別のウイルス由来のものに入れ替わっていた。さらにウイルス表面のノイラミニダーゼ(N1亜型)も、同じN1亜型ではあるが別のウイルスのものだった。唯一両方のウイルス間で共通していたのは、ウイルスの主要抗原を担うヘマグルチニン(H5亜型)だけだった。一体このウイルスはどのようにして新しい遺伝情報を獲得したのだろうか。

他の感染症と同様に、さまざまな種類の動物が入り混じり密集して生活する環境は、異なる動物で維持されている、異なるインフルエンザウイルスの遺伝子が互いに分節を再集合(交雑)するのに最適の環境である。1997年上半期には、このような環境にある香港の生鳥市場において、広東省に起源をもつガチョウのH5N1ウイルスの遺伝子と、ニワトリが保持するさまざまな鳥インフルエンザウイルスの遺伝子とが、何回か遺伝子分節の再集合(交雑)を起こしていたのであろう。この過程で、香港のH5N1ウイルスは、ガチョウのH5N1ウイルスからH5亜型のHA遺伝子を、他のいくつかの鳥ウイルスから残り7本の遺伝子分節を受け取った、複雑な交雑体として生み出されたと推定されている。そしてHA以外の遺伝子の影響によって、本来は鳥のウイルスであったH5N1ウイルスが、ヒトにも感染して強い病原性を発揮する能力を獲得したのだろう。現在、ウイルス学者たちは、多くの鳥インフルエンザウイルスの遺伝子を詳細に比較した結果から、H5N1ウイルスにそれらの遺伝子分節を供与した鍵となるウイルスは、低病原性のH9N2亜型鳥インフルエンザウイルスだったと信じている。理由は当時、H9N2ウイルスも香港の生鳥市場に不顕性感染を起こしながら蔓延していたからである。世界を震撼させた香港のH5N1亜型ウイルスが出現した背景には、H9N2ウイルスという背後霊が潜んでいたに違いない(図11－1)。

われわれが「助っ人(enabler)」のニックネームで呼んでいるH9N2ウイルスが出現する前までは、H5亜型ウイルスが世界のいたる所でニワトリに壊滅的な流行を引き起こすことはあっても、そのウ

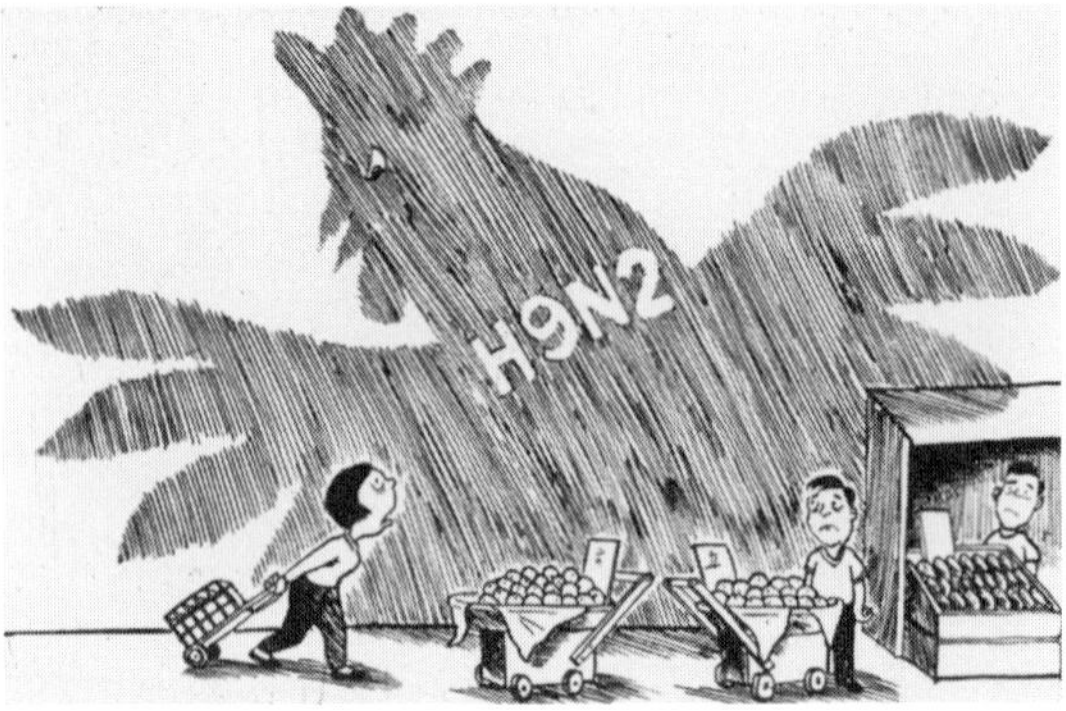

図 11-1　1999 年 4 月 South China Morning Post 掲載，H9N2 ウイルスが，事態の背景にあることを正確に描写した漫画．South China Morning Post から許可を得て掲載

イルスがヒトに感染するようなことは、世界のどこにも起こらなかった。１９８０年代に米国ペンシルバニア州ランカスターの養鶏場で、高病原性のＨ５Ｎ２亜型ウイルスによるニワトリの大量死が発生した。何百万羽ものニワトリが殺処分され、周辺に検疫区域が設定された。殺処分に関わった作業員たちの咽頭ぬぐい液からは、Ｈ５Ｎ２亜型鳥インフルエンザウイルスが分離されたことがあったが、翌朝に再確認のために追加採取した検体からは、ウイルスは分離されなかった。このことからＨ５Ｎ２鳥ウイルスを吸い込んだ作業員の体内では、ウイルスは増殖しなかったと判断された［このときのＨ５Ｎ２ウイルスは、Ｈ９Ｎ２ウイルス由来の遺伝子分節をもっていなかった］。一方、２０１３年に2回目の鳥インフルエンザの感染爆発が中国で出現して、中国各地で多くの重症患者と死亡者が出た際には、その原因であるＨ７Ｎ９亜型ウイルスが、Ｈ９Ｎ２ウイルス由来の6本の遺伝子分節をもっていたことを強調しておきたい（第13章）。

１９９８年の香港に話を戻すと、Ｈ５Ｎ１ウイルスが香港郊外や中国本土の家禽農場から再び侵入しないようにする目的で、生鳥市場に鳥を運び込むすべての業者を登録制にする、頻繁に鳥の検査を実施する、ガチョウやアヒルの卸売市場をニワトリの卸売市場から分離して別の場所に移す、などの厳格な措置が取られた。これらの措置のおかげで、1998年の間は香港ではH5N1亜型ウイルスは全く検出されなかった。

しかし1999年になって、水禽の卸売市場のガチョウの籠の下から採取された検体からウイルスが発見された。このガチョウのH5N1ウイルスは、1996年に広東省で最初に検出されたガチョウのウイルスとも、1997年にヒトの患者から分離されたH5N1ウイルスとも異なっていた。そのウイルスは、中国南部で見つかった別の鳥インフルエンザウイルスの内部遺伝子をもっていた。一方、水禽の卸売市場で分離されたH5N1亜型ウイルスの数は、1999年の4株から2000年には18株に増え、2001年にはさらに多数になっており、H5N1亜型ウイルスの主な供給源が水禽であることを示していた。この事態に対応して、香港ではついに水禽の卸売市場が閉鎖され、香港で売られるアヒルとガチョウの肉は、中国本土で加工されて冷蔵された輸入肉だけになってしまった。

水禽の卸売市場には、依然としてH5N1ウイルスが存在していたが、2001年5月まではニワトリの生鳥市場にはウイルスはいなかった。しかし、2001年5月に再び別の内部遺伝子をもったH5N1ウイルスがニワトリの生鳥市場に出現したために、1997年と同様の厳重な対応を取らざるをえなくなった。すべての生鳥市場は閉鎖、清掃、消毒され、すべての鳥は淘汰された。さらにウイルスの再侵入を防ぐためにいくつかの対応が追加された。ウズラはしばしばH9N2ウイルスとH5N1ウイルスの双方に感染するので、生鳥市場でのウズラの販売が全面的に禁止された。さらに毎月1回、市場の閉鎖日が義務づけられ、その日には、すべての販売用の籠をいったん空にすることになった。そして、すでに屠殺して加工済みの家禽の肉だけが、主として飲食店向けにのみ許可されたのだ。これによって、当日は市内すべての市場は洗浄と消毒のために営業を停止することとなった。

Ｈ５Ｎ１ウイルスが、香港市内に水禽類を出荷している農場に侵入していること、そこに居ついている野生の水鳥たちに不顕性感染していることなど、アヒルがウイルスの主要な宿主になっていることは明白であった。ガチョウのＨ５Ｎ１ウイルスがアヒルに広がった時期は正確にはわからないが、アヒルがガチョウの近隣地域で飼われており、一緒に香港の生鳥市場に運ばれて、その後に水禽専門の卸市場に転送されていることを考えれば、いつウイルスがアヒルに広がってもなんら驚くことはない。アヒルに関して問題なのは、高病原性のＨ５Ｎ１ウイルスは、ニワトリに感染した場合にはニワトリを１００パーセント殺すにもかかわらず、多くの種のアヒルに対しては不顕性感染にとどまることである。実際に多くのアヒルの仲間はＨ５Ｎ１ウイルスの感染を受けると、体内でウイルスを増やし、大量のウイルスを外部に排泄するにもかかわらず、全く症状を示さない。Ｈ５Ｎ１インフルエンザに関しては「トロイの木馬」のように振る舞うのだ。つまり、明らかに健康に見えるアヒルでも、Ｈ５Ｎ１ウイルスを生鳥市場に持ち込んで、他の家禽やヒトにウイルスを広げることができる非常に危険な存在なのだ。しかし、最近のＨ５Ｎ１ウイルスのなかには、アヒルに対して従来とは非常に異なった挙動をとるものが見つかっている。感染を受けたアヒルは、円を描いて泳ぎ続けたり、首が後ろに曲がってしまう神経症状を示したりすることがある。

高病原性のＨ５Ｎ1亜型鳥インフルエンザウイルスは、香港の水禽業者のところに出現しただけではすまなかった。１９９9年から２００2年の間に中国沿岸地域の広東省、広西チワン族自治区、福建省、浙江省や上海で調べられた健康なアヒルからも、Ｈ５Ｎ１ウイルスが分離されたのだ。ウイルスが広範囲に広がっていることが明らかになった（**図11－2**）。さらにこの調査では、Ｈ５Ｎ１ウイルスがさまざまな鳥インフルエンザウイルスから遺伝情報を獲得しながら時間経過に伴って進化し続けているることも明らかになった。そして懸念されていたことだが、ニワトリのみならず実験動物であるマウスにも致死的な感染を起こすように変化していた。ウイルスが、哺乳類であるマウスを殺せるのならば、すでにヒトにも同じように感染して重篤な病気を起こせるようにもなっていることが懸念された。

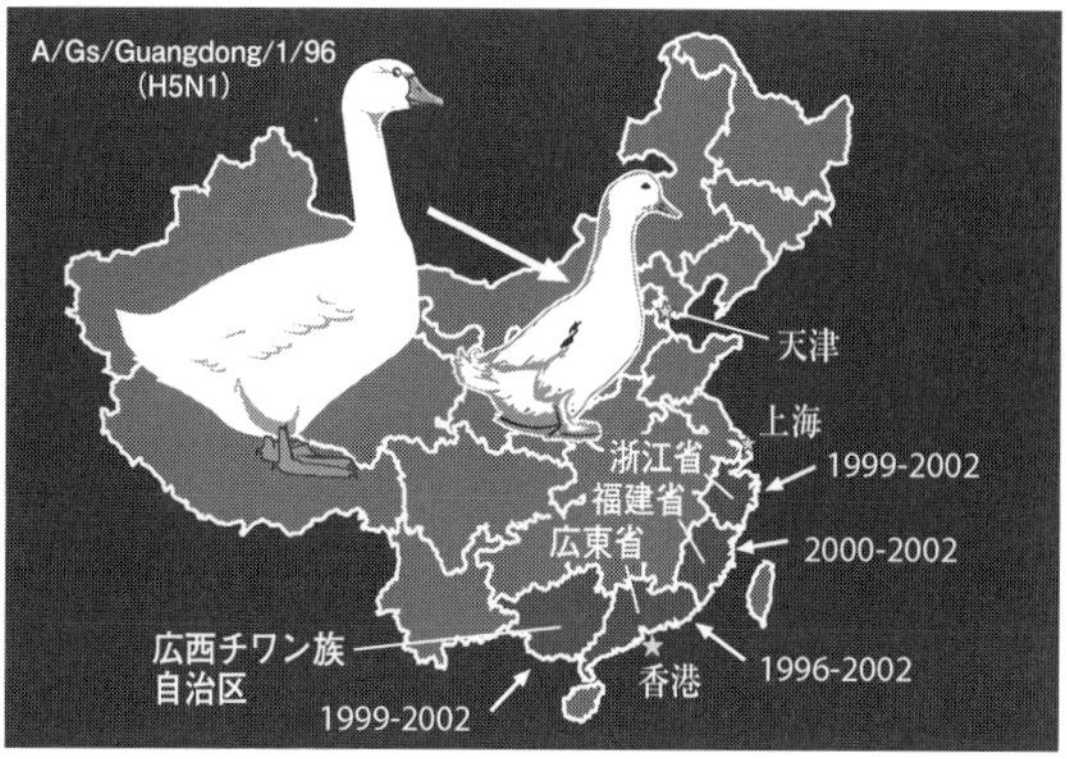

図 11-2 H5N1 インフルエンザウイルスは 1996 年広東省のガチョウで最初に発見され，40％のガチョウを死に至らしめた．その後このウイルスは，中国の沿海地域のアヒルの間で広がったが，アヒルに対しては大した病気は起こさなかった

２００２年12月に香港の自然公園でＨ５Ｎ１ウイルスが出現して、フラミンゴなどの外来性の鳥類およびカモやガンなどの水禽類が斃死した。他の複数の自然公園でも同じウイルスによる感染事例が発生したことから、自由に飛び回る野生の渡り鳥の間でＨ５Ｎ１ウイルスが広がっていると考えられた。このウイルスは、野生のカモでは不顕性感染の場合が多いが、感染実験でこのウイルスを接種されたアヒルには致死的な感染が起こった。首の旋回などの異常な神経症状を呈したため、多くのアヒルは安楽死させられた。

＊＊＊

２００３〜２００４年の北半球の冬に、高病原性

H5N1亜型の鳥インフルエンザウイルスはついに中国からアジア各地に広がってしまい、ベトナム、タイ、インドネシア、韓国、日本、カンボジア、ラオスで、ほぼ同時期に鳥たちを襲った。このウイルスはいくつかの別系統の内部遺伝子を遺伝子分節の再集合によって獲得しており、遺伝型Zと名づけられた。このウイルスはいまだに1996年広州のガチョウのウイルスがもっていたヘマグルチニン(HA)を保持していたが、その他の7本の遺伝子分節は中国の別の水鳥に由来するウイルスの遺伝子に置き換わっていた。この新しいH5N1ウイルスは家禽であるアヒルに感染できるように変化しただけでなく、再び野生のカモにも感染できるようになったので、宿主域が拡大し、感染地域もより広域に広がるようになった。これらのZ型H5N1ウイルスは、鳥での感染が広がった国においてはヒトにも感染して強い病原性を示した。2004年までにベトナムでは29人の発症者が確認され、そのうち20人が死亡した。タイでは17人が感染発症して12人が死亡した。

H5N1ウイルスは中国国内での感染が拡大する一方で、2004年の年末にはマレーシアにも広がった。これらの国々で流行中のウイルスの起源は、さかのぼればすべて中国南部で誕生したZ型ウイルスにたどりつくのだが、中国のある1カ所の特定地域のウイルスが世界各地に広がったわけではなかった。たとえば、タイやベトナムでヒトに感染した家禽のウイルスは、遺伝的に元をたどると香港のH5N1ウイルスに、一方、インドネシアのウイルスは中国南部の雲南省のウイルスに直接の祖先をさかのぼることができた。

中国各地でそれぞれ独自に活発な進化を続け、異なる系統に分化したこれらのH5N1ウイルスが、どうして同時期にアジア各地に広がったのだろうか。最も簡単なのは、膨大な数の野生のカモやその他の水禽類の長距離飛翔によって運ばれたという説明だ。香港では、死亡した1羽のコサギ(*Egretta garzetta*)、2羽のアオサギ(*Ardea cinerea*)、1羽のユリカモメ(*Chroicocephalus ridibundus*)、1羽のスズメ(*Passer montanus*)と1羽のハヤブサ(*Falco peregrinus*)から同じZ型のウイルスが分離されている。アヒルは開放的な環境で飼育されており、感染したアヒルは泳ぎながらインフルエンザウイルスを糞便から水中に排泄する。死んだ野鳥たちは、このようなアヒル農場の水場で餌をあさっていたのかもしれない。感染拡大の原因としてのもう一つの可能性は、これらの地域における家禽の通商取引(密輸をふくむ)によるものが考えられる。アジアでのZ型H5N1インフルエンザウイルスの拡散には、両方が関与していたと考えられる。後者に対しては、2004年以降、すべての生きた鳥と家禽製品の移動制限が香港で実施された。

本当の意味でのインフルエンザウイルスの大移動は、中国西部の青海湖でインドガン(*Anser indicus*)、カモメ類、ウやアカツクシガモ(*Tadorna ferruginea*)の大量死のあった2005年5月までは起こらなかった[鳥を殺さないウイルスの場合には、鳥の移動に伴ってウイルスの移動が起こっていても外部からは検知されない]。このとき死んだ鳥からは、Z型H5N1インフルエンザウイルスが分離された。さらにその後、このウイルスはモンゴル、シベリア、トルコ、ヨーロッパ、アフリカにまで広がった。インドガンの商用農場が青海湖近辺にあったという未確認情報が存在はするが、このH5N1ウイルスの大移動の主な原因が渡り鳥であったということになんら疑問の余地はない。ウイルスが広がった国々では、ハクチョウやガン、その他の野生水禽類の死亡が報告されており、さらにウイルスは商用家禽やヒトにまで拡散した。たとえば2006年にはアゼルバイジャンで8人が感染して5人が死亡、トルコでは12人が感染して4人が死亡した。

ヒトや家畜の健康の脅威となる新興感染症の制圧には二つの主な戦略がある。その一つは、汚染地域とその周囲の一定の範囲を対象に、淘汰(大量殺処分、もちろん動物の)、検疫、洗浄と消毒、及びそれらにかかる費用の補償を組み合わせた戦略によるウイルスの根絶である。淘汰した動物は、焼却や堆肥化、または埋没処理される。汚染地域からウイルスがまったくなくなるまでこの方法を継続する。もう一つの方法は、感染した家禽群の淘汰に加えて、感染を拡大させる可能性をもつすべての家禽にインフルエンザワクチンを投与して、さらなる拡大と症状の発症を制御する戦略である。

病原体が流行のごく初期に発見され、流行がまだ小さな地域に限局している場合には、通常、前者の方法が採用される。H5N1亜型鳥インフルエンザの侵入を警戒したすべてのヨーロッパの国は、韓国や日本と同様にウイルスの根絶を目指した。これらのすべての国では、最初のH5N1ウイルスの侵入だけでなく、その後の変異ウイルスの侵入に関しても根絶に成功した。

防疫対応が実施される前に鳥インフルエンザが広がってしまった国では、淘汰とワクチンの組み合わせが採用された。香港を含めた中国、ベトナム、インドネシアが、そして後にエジプトが、迅速に開発された効果の高いワクチンを用いてこの方法を採用した。これらのワクチンは、ヒトや家禽でのH5N1インフルエンザの発生例を劇的に低下させた。現在、香港では、生鳥市場に持ち込まれる家禽に対しては、ワクチン接種とH5N1ウイルスに対する抗体検査が義務づけられており、もう何年もの間、鳥インフルエンザウイルスは検出されていない。

家禽を対象とした、H5N1鳥インフルエンザに対するワクチン接種計画の効果は、ベトナムで劇的に示された。2005年のベトナムでは61件のH5N1インフルエンザ感染患者が発生しており、そのうちの19人が死亡した。ウイルスは生鳥市場に蔓延していた。そこでアヒルを含むほぼすべての家禽に対してワクチン接種が行われたが、それ以降、ヒトの感染事例は激減し、2006年には1件もなくなった。生鳥市場でもH5N1ウイルスは検出されなくなった。中国でのH5N1ウイルスのヒト感染事例も、家禽に対するワクチン使用が広がるにつれて激減していった。

しかし残念なことに、ワクチン接種の戦略を採用したこれらの国では、ウイルスが常在化してしまった。つまりH5N1亜型インフルエンザウイルスは、現在では中国、ベトナム、インドネシア、エジプトの鳥に定着してしまったのだ。どうしてこんなことが起こってしまったのか。その理由は、再びベトナムでの事例が明確に示している。問題は、すべての家禽に同時かつ完全にワクチン接種することの困難さにある。2007年までに、ベトナムでは8件のヒトの感染が発生し、そのうち5例が致死的であった。2008年には6件で、うち5人が亡くなった。H5N1ウイルスはニワトリを発症させ死亡させるので、ニワトリ農家は喜んで新しいニワトリにワクチンを接種する。これに対してアヒルは通常、H5N1ウイルスの感染によって発症したり死亡したりすることはない。そのためアヒル農家はワクチン接種の重荷を背負うのを嫌がった。アヒル農家はこう文句を言うであろう、「自分のアヒルにはなんの病気も起こさないウイルスのために、なんで自分がワクチン接種の費用を負担しなければならないのか？」。もちろん、アヒルは不顕性感染によってこのウイルスを保有し、周囲へウイルスを広げる動物なのだが。

さらに、ワクチンはヒトと家禽において病気の発症を減少させ軽症化させるには効果的なのだが、長い目でみると、用いたそのワクチンでは制御できないような抗原変異ウイルスの出現を促してしまう。要するに、ワクチン接種は、淘汰とともに行うことによって短期的にはウイルスの拡散を防ぐのに効果的ではあるが、長期的には変異ウイルスの出現と常在化を招くことになる。

感染症の拡散は家畜衛生の脅威となり、ゆえに国際的な食料供給への脅威となる。これを最小限にとどめることを目的に、国際獣疫事務局(OIE)に所属する国々は、家畜などの動物に重要な疾病が起こった際にはただちにOIEに報告する義務を負っている。H5N1亜型の高病原性鳥インフルエンザはもちろん、そういった疾病の一つである。しかし、疾病報告をするとその結果として、報告した国は他の国からの関連生産物の輸入制限を受けることになる。H5N1ウイルスの場合、輸入制限はすべての生鮮または加工した家禽肉、冷凍肉、さらには羽毛やダウンなどが対象となるので、何億円もの輸出収益を失いかねない。このため、家禽に関する感染情報の秘匿が起こりがちになる。アジアにおけるヒトのH5N1ウイルス感染症例というのは、炭鉱での酸素欠乏や毒性ガスの検知に役立つことで有名なカナリヤのように、家禽での感染発生に対する指標になっていた。H5N1インフルエンザウイルスは、1996年に広東省のガチョウから分離されてはいたが、1997年に香港で最初にヒトの感染患者が出現して、米国CDCのスタッフが原因究明の調査を開始するまで、ガチョウやアヒルでの流行について外部には知らされていなかった。

われわれも、情報が共有されにくいという別の事例を経験した。中国沿海部のガチョウやアヒルに流行しているウイルスが、どれだけ早く中国本土の生鳥市場に現れて、ヒトへの潜在的脅威になりうるかを調べていたときのことである。セント・ジュード小児研究病院のわれわれの研究チームと江西省にある南昌大学江西医学院は、この問題に取り組むために長期間にわたり中国本土の生鳥市場で監視活動を行っていた。南昌市の生鳥市場での毎月の検体採取によって、4種類の異なる内部遺伝子の組み合わせをもつH9N2インフルエンザウイルスなど、多種多様な鳥インフルエンザウイルスが分離された。そして2000年2月には、1羽のウズラと4羽のニワトリからH5N1亜型ウイルスが分離された。ウイルスが分離された鳥は全く健康に見えたし、市場内でも死亡した鳥はいなかった。

同じ生鳥市場で次にH5N1ウイルスが分離されたのは5月になってからであった。つまり、市場に鳥を供給している農場が、幅広く汚染されているわけではなかった。

南昌市のH5N1ウイルスは、香港のH5N1ウイルスとは本質的に同一のウイルスであり、香港にいた致死的なウイルスが、今では南昌市の生鳥市場に現れたことを意味していた。すぐに江西医学院に報告し、われわれの共同研究者に対してこの情報を江西省と中央政府の農業当局に通報するように頼んだ。大学側は大変興味をもち、依頼された通り当局に報告した。しかし、その後すぐに監視プログラムは中止されてしまった。江西医学院での監視プログラムが中止されたこと自体は、大学に安全を確保するための高度封じ込め研究施設がなかったことを考えると、ある程度は理解できることではあった。ただ驚いたことに、生鳥市場を閉鎖するなどのウイルスの拡散を防ぐための必要手段は何も取られなかったのである。実際、この地域でのH5N1インフルエンザに関する情報は、2004年まで中国政府からOIEに報告されることはなかったのだ。

その年、私は共著者の1人として「香港在住の男性とその家族が中国福建省の親族を訪ねた際に、インフルエンザに感染した」という科学論文を発表した。8歳の娘が福建省に滞在中に肺炎で死亡した。33歳の父親も同様に福建省で発症し、香港に戻った後にウイルス性肺炎で死亡した。9歳の息子は重症のインフルエンザを患ったが、その後回復した。この家族から分離されたウイルスは、2年前に香港のいくつかの自然公園でカモを殺していたウイルスと同一で、野鳥の中から見つかったZ型H5N1ウイルスと呼ばれるものであった。この家族がウイルスに感染した時期には香港の生鳥市場ではこのウイルスが見つかっていなかったことから、彼らが福建省で感染したことが強く示唆された。

この論文は、セント・ジュード小児研究病院と香港大学のスタッフとの共同研究の成果であった。

同じ家族のなかで2人の死者が出たことや、このウイルスを実験的に感染させたマウスが重篤な症状を呈したことから、われわれはこのウイルスが、家禽はもちろんヒトに対しても大きな脅威となる可能性があると考えた。そこで中国の保健当局にワクチンの開発・製造などの準備や、ウイルスの拡散を防ぐ手段を取ることを促すために、この論文を発表したのだった。その当時はZ型のH5N1ウイルスに対するワクチンは存在していなかったのである。

この論文が発表されるや、中国当局はこの論文を雑誌から削除しようと試みたが、失敗した。中国保健省と農業省は、WHOと協力して中国の高名な科学者やWHOのインフルエンザネットワークのウイルス専門家を招き、中国におけるH5N1ウイルスのウイルス学的、疫学的状況を話し合うための会議を招集した。われわれは2006年12月4日から8日に、北京で会合をもった。

中国保健省は、Z型ウイルスが感染した人から他の人々に広がることを大変心配していた。一方で農業省は、H5N1ウイルスが論文で述べられているように中国で大きく広がっているわけではない、という自身の見解を広めるのに懸命であった。この会議の背景にある重要な本質を突いた疑問が、米国アトランタにあるCDCのナンシー・コックスによって農業省の発表者に向けられた。「もし中国でウイルスがほとんど広がっていないとしたら、あなたの国で最近20人ものヒトがこのウイルスに感染したと報告されているのはなぜですか?」「Z型のH5N1ウイルスがヒトからヒトに伝播しているということですか?」。中国政府の役人は最近の20人のヒトの感染については何も議論しなかったが、ヒト–ヒト間の感染伝播については頑として否定した。彼らは、家禽にワクチンを使用したことで、H5N1汚染のない地域を作り出せたと信じていた。

その後中国では、流行ウイルスの変化に応じてたびたび作り直される家禽向けのワクチンを使用することによって、ヒトでの感染事例を減少させることに成功し、２０１７年の感染者はゼロとなった。しかし、Ｈ５ウイルスの方はさまざまな遺伝子再集合によってさらに進化を続け、Ｈ５Ｎ６ウイルスが誕生してヒトと家禽に感染を起こすようになっている。家禽として飼われているアヒルは常に問題の中心であった。Ｈ５Ｎ１亜型の高病原性鳥インフルエンザウイルスはアヒルの中ですでに常在化しており、しばしばニワトリやヒトへの感染を引き起こしている。現時点では、Ｈ５Ｎ１亜型ウイルスを根絶するという政策意思も、現実的な戦略も存在していない。生鳥市場を閉鎖したり、この地域の家畜化された水禽類から致死的なインフルエンザウイルスを根絶するために、より強固な方法を当局に取らせるためには、さらに多くの人命が失われたり、進化しつづけるＨ５Ｎ１亜型、または他の致死的なインフルエンザウイルスがヒト－ヒト間の継続的な感染伝播を起こすように変化するのを待つしかないのだろうか。

第12章　21世紀最初のパンデミック

Ｈ５Ｎ1亜型の高病原性鳥インフルエンザウイルスは地球レベルで流行地域を拡大し続け、家禽およびヒトの感染数も徐々に増加している。その一方、さまざまなインフルエンザウイルスとの遺伝子分節の再集合(交雑)によって、インフルエンザにはダイナミックに変化し続けるという特徴がある。これらを考慮して、私自身を含めた世界中のインフルエンザ研究者は、次のインフルエンザ・パンデミックはＨ５Ｎ1ウイルスによるものであると確信していた。Ｈ５Ｎ1鳥インフルエンザウイルスが家禽からヒトへの感染だけでなく、ヒトからヒトへ伝播する能力を獲得するのは時間の問題だと考えていたのだ。しかも、Ｈ５Ｎ1鳥ウイルスは家禽に対する病原性が極めて高く(高病原性)、ヒトに対しても感染患者の約60パーセントを死亡させる強い病原性を保持していた。したがって、このシナリオは世界中に衝撃的な警告となった。われわれは、ウイルスの「ホット・スポット」が爆発した場合[すなわち新型ウイルス出現の可能性が高い地域で、パンデミックの引き金が引かれた、またはその可能性が差し迫った場合]に備えて、ただちに使用できるようにワクチンと薬剤を事前準備する必要があると判断し、新型インフルエンザ大流行に対する予防と治療のための、さまざまな生物医学的対策及び公衆衛生対策を検討した。

21世紀を目前に、実験室でインフルエンザウイルスを自由に改変する技術が開発された。このことは、ウイルスの性状に関する分子基盤の解明や、安全で有効なワクチンの素早い準備を可能にしたため、パンデミック対策にも大きな進展をもたらした。ワクチンの製造は、WHOが指定した安全性と有効性の規格に合致するように、一連の品質管理試験に基づいて行う必要がある。H5N1亜型鳥インフルエンザウイルスの病原性が極めて高いことから、安全にワクチンを製造する（すなわちその材料となるH5N1ウイルスの危険性を減らす）には、低病原性のH5N1ウイルスが必要となる。そこで、この遺伝子操作技術は必然的に、H5N1ウイルスを低病原性に改変した、安全性の高いワクチン製造用のH5N1ウイルス株の開発に応用された。ニワトリ（およびヒト）を死に至らしめるH5N1鳥インフルエンザウイルスの遺伝子分節（RNA）からDNAコピーを作製する。次に、DNAを特定の部位で切断する「分子バサミ（制限酵素）」を用いて、DNA配列の一部分を切り取り、安全なものに取り換える。それから、残りの遺伝子分節のいくつかを、以前にワクチン株として使ったウイルスの分節（その分節はワクチン株として製造効率がよく、また良好な防御効果を示すことがわかっている）と取り換える。この戦略によってわれわれは、自然界で常に変化を続けているH5N1や他の鳥のインフルエンザウイルスの変化に合わせて、適切な「ワクチン種株（ワクチン製造用の安全で増殖性のよいウイルス株）」をタイミングよく作ることができる。これらのワクチン種株は、大流行に備えて（または発生時に）WHOから世界のインフルエンザワクチンの製造会社に無料で配られる。

懸念されるH5N1パンデミックに対処する2番目の戦略は、ウイルスの広がりを止める薬剤を開発・製造・備蓄することである。このために利用可能な薬は、第3章でふれたタミフル（一般名オセルタミビル）、リレンザ（一般名ザナミビル）と、ラピアクタ（一般名ペラミビル）、イナビル（一般名ラニナミビル）といった抗ノイラミニダーゼ薬である。これらはインフルエンザウイルス表面上のノイラミニダーゼ（NA）に結合し、その酵素活性を阻害する。それによって増殖した子孫ウイルスが細胞から遊離するのを抑え、周囲の細胞へ拡がるのを抑制する。この作用によって、これらの薬はヒトからヒトへとウイルスが伝播するのを抑える。これらはこれまでにヒトにおいて安全で、かつ毎年流行しているH1N1亜型やH3N2亜型の季節性インフルエンザウイルスに対して臨床的な効果を示してきた。

しかし、マウスやフェレットにおける実験では、これらの薬剤の効果には多少の限界がみられる。たとえば、致死量のH5N1ウイルスの感染前、あるいは感染後1日以内に、タミフルなどの薬剤を投与した場合には、動物臓器内のウイルス量は減少して動物は生残したが、薬剤投与の開始が感染後2日目に遅れると、動物内のウイルス量はほとんど減少せず、さらに3日目まで遅れるとすべての動物が死亡した。これらの投与開始時期の遅れによる効果の減弱は、季節性インフルエンザウイルスの感染患者に投与されたタミフルの効果に関する研究結果と一致している。インフルエンザの診断後3〜4日目での投与は、最小限の効果しかみられない［ウイルス感染後、症状が出てインフルエンザと診断されるまでに1〜3日の潜伏期間があるので、効果が期待される投与時期は発症後ではさらに短くなる］。タミフルは十分に早く投与された場合には大変よい薬であるが、適切な投与時期は極めて短く、それ以後だと効果は低下してしまう［ノイラミニダーゼ阻害剤に関する他の問題点としては耐性ウイルスが出現する可能性がある。その場合には効果が減弱するので、パンデミックの際などの重症例の治療において大きな問題となる可能性がある］。

このように現行の抗インフルエンザ薬には問題点もあるので、パンデミックに備えて新しい薬剤の開発が緊急の課題となっており、現在いくつかの新薬の開発が進行中である。日本で開発されている有望な新薬としてT－705（一般名ファビピラビル、商品名アビガン）があるが、タミフルと一緒に使用することで、H5N1ウイルス感染の治療に有効な投与開始時期が、約1週間に延びる。古い抗ウイルス薬であるアマンタジンとタミフルを一緒に使っても効果期間が改善する。開発進行中の他の新しい薬については第17章で述べる。

H5N1ウイルスに対する三つ目の戦略は、鳥インフルエンザウイルスが検出されたら、ただちにすべての生鳥市場を閉鎖することである。この戦略の効果は、1998年の香港での経験から明白である。つまり、それまでに18人のH5N1感染者が発生したが、できるだけ早くすべての生鳥市場を閉鎖したことで、新しい感染者の数はゼロにまで減少した。私は公衆衛生に携わる科学者として、世界中のすべての生鳥市場を永久に閉鎖するのが最善の選択だと言わなければならないが、これを成し遂げるのは簡単ではないだろう。中国やその他の冷蔵庫が急激に普及している国では、鳥インフルエンザの流行を経験した後には、生鳥市場を閉鎖する方向に進んでいる。しかし、バングラデシュのような家庭用冷蔵庫の普及が進んでいない国では、多くの人が新鮮な鳥を扱う生鳥市場に依存して生活している。さらに、生鳥市場が文化の一部となっている多くの国では、冷蔵や冷凍された鶏肉や中央処理場を受け入れるには何世代もの時間がかかるであろう。生鳥市場の閉鎖が、H5N1やH7N9の鳥インフルエンザウイルスのヒトへの伝播を急激に減少させることが示されてはきたが、一方では中央で集中的に処理された家禽の死骸が、未だにインフルエンザを含めた病原体の感染源となっている。鶏肉の十分な加熱調理とまな板や包丁などの徹底的な洗浄も必須である。

生鳥市場の開催(営業)の継続は、ウイルスの変異や交雑が長期間続くために理想的な機会を与えることになり、最終的にはヒトからヒトへ拡がる変異ウイルスが誕生することになるであろう。そうなってからでは生鳥市場の閉鎖は手遅れとなり、もはや意味のないものになってしまう。

2009年にインフルエンザ研究者は完全に不意打ちを食わされた。それまで懸念していたH5N

1亜型鳥インフルエンザウイルスに由来する変異ウイルスではなく、1918年のスペインかぜパンデミックを起こしたH1N1亜型ウイルスに非常によく似たウイルスが出現したのだ。それはまるで1918年の悪夢が、90年目の記念にヒトの世界に再来してきたようであった。このウイルスは瞬く間に世界中の報道機関によって「ブタインフルエンザ(swine flu)」と呼ばれたが、早期に出現が確認されたメキシコや米国の養豚家は、風評被害に結びつきかねないその呼び名に大変困惑した。ウイルスが検出された国や宿主への非難の意を含む「メキシコ」や「ブタ」という単語を避けるように、WHOは遅ればせながらこのウイルスを(H1N1)2009または(H1N1)pdmと呼ぶように努力したが、初めに貼られた非公式なレッテルはそのままである。

メキシコにおいてヒトやブタの間で新しいウイルスが出現したことは完全に予想外のことであったが、WHOの世界インフルエンザ監視対応システム(GISRS)のネットワークは効率よく機能した。初めてメキシコの患者から分離された(H1N1)2009インフルエンザウイルスに対する最初の解析結果は、ヘマグルチニン(HA)が1918年のスペインかぜインフルエンザウイルスのHAと極めて似ていることを示していた。われわれはもちろん、すぐにこのウイルスが、スペインかぜパンデミックのように重篤で広範囲に広がるような病気を起こす可能性を憂慮した。当時、メキシコのヒトの間で起こった流行については、若干の重症例や死亡例も報告されてはいたが、多くの患者の症状は2〜3日で治まる軽症のようであった。しかし世界中のインフルエンザ研究者は、ウイルスがどれくらいのスピードで変化し、致死性をともなうものになるのかを知っており、最悪のシナリオにも対応できるように準備を進める必要があると感じていた。H5N1ウイルスによるパンデミックの発生を想定し、以前から用意されていた緊急対応計画に沿って、ワクチン製造の準備や抗インフルエンザ薬の配布・使用準備などの緊急対策がただちに実行された［143頁の訳者コラム1参照］。

当然（H1N1）2009インフルエンザウイルスはメキシコ以外にも急速に広がり、世界中の国々に少なからぬ影響を与えた。この疾患はWHOのパンデミック基準のすべてを満たしたので、メキシコでの出現確認から2カ月後にWHOはパンデミック宣言を発し、国際保健規則（IHR）に基づいて加盟国に対するさまざまな情報提供、勧告や支援、ワクチンや医薬品の供給などの必要な対応をとった。幸運なことに、同じH1N1亜型のスペインかぜインフルエンザウイルスとは異なり、（H1N1）2009ウイルスは極めて高い致死性を示すウイルスには変化しなかった。しかし、後に何人かの批評家が述べているような「全く弱々しいパンデミック」として切り捨てるべきではない。世界中で28万4000人の死亡者が出ている［毎年の季節性インフルエンザによる死亡者30万〜65万人の約半数であった］。とくに若者の感受性が高く、またある民族、たとえばカナダ原住民はそれ以外のカナダ人の約6・5倍の患者が集中治療を受けた。オーストラリア原住民アボリジニも、他のオーストラリア人より重症で、集中治療を受けた割合も4・5倍に上っている。しかし、総じて確かに（H1N1）2009パンデミックは以前のインフルエンザ・パンデミックよりも軽度であった。（H1N1）2009ウイルスは、前シーズンまで流行していたH1N1亜型の季節性インフルエンザウイルスと取って代わって、パンデミック以降、新たな季節性ウイルスとして毎年流行している。

この大流行のすぐ後で、WHOは欧州評議会によってパンデミック対応の誤りを審査する場に引っ張り出された。評議会は、予測されるパンデミックの重篤度（severity）をWHOの専門家が過大評価したこと、また彼らが医薬業界と非常に近い結びつきをもち、結果的には効果がなかった薬剤の備蓄勧告に関して産業界から影響を受けた可能性を指摘した。その結果、WHOの国際的信用を損なった可能性があると非難した。後に評議会は、ワクチンの製造・供給量が大幅に不足し、またその実施に時間がかかりすぎて流行のピークには間に合わなかったことも問題視した。

ＷＨＯはこれらの批判を大変深刻に受け止め、何らかの不適切な行動があったかどうかを判断するために、いくつかの国の公衆衛生当局者からなる国際調査委員会を設置した。世界中の人々に接種するのに十分な量のワクチンが準備できる前に、パンデミックが拡大したのは事実である。また、インフルエンザ流行の重篤度や健康被害の規模、社会・経済的影響などを適切に予想する科学的方法が未だ確立していない。そのため、起こりうる重篤度に関してわれわれは予測を誤ったことも事実である。それゆえに、ＷＨＯは十分に慎重を期して警報を発し、周到な準備・対応を行ったのである。

前に述べた通り、インフルエンザワクチン製造用の種ウイルス株を、迅速に開発する改良技術が応用可能である。にもかかわらず、新しいワクチンを生産し、安全性を試験し、十分な量を流通させるまでに、現状では未だに時間がかかり過ぎる。インフルエンザ・パンデミックの第１波が世界中に拡大している最中に、その広がりを抑制して被害の発生に影響を与えるほど短時間にワクチンを生産することはできない。われわれは、有効性と安全性に関する試験を何も実施していないワクチンを大勢の人に接種するわけにはいかない。つまり、ワクチンが副反応を起こさず、意図したレベルの防御抗体を誘導することを確認するためには、まず少人数の限定された被検者で試験をすべきである。われわれには、いくつかのＨ５Ｎ１インフルエンザワクチンについて安全性試験を実施してきた実績があるので、新しいワクチンの試験をさらに迅速化することが可能かもしれない。しかし、これまで経験のない（Ｈ１Ｎ１）２００９インフルエンザウイルスに対するワクチンの開発や製造は、ゼロから始めなければならなかった。これには約６カ月かかった。多くの批判があったものの、このワクチンは大流行全体の重篤度を少なからず軽減したであろう。

批判によって最も大きな議論となった問題は、WHOの保健担当官や専門家が抗インフルエンザ薬の備蓄を助言・勧告するにあたって、関係する製薬会社から影響(便益)を受けていたという申し立てであった。しかし、これらの薬剤はその当時利用可能な最善の薬剤であり、当時の判断は最良の選択肢だった。これらの薬剤はインフルエンザに対して決して完璧なものではないが、一定の効果は示されている。われわれはよりよい薬が必要であると理解はしているが、そのような薬剤が実用化されるまでは、現在利用可能な抗ノイラミニダーゼ薬を使うしか選択肢はない。備蓄の考え方は、開発から接種までに6カ月かかるとされるパンデミック用のワクチンが準備されるまでの期間、多数にのぼる患者の治療に利用できるように、十分な量の薬剤を予め確保しておく事前準備対策である。これによって、健康被害を最小限にとどめ、流行の拡大を抑えることが期待できるからである。

WHOの国際調査委員会は、WHOは当時、組織が実施しうる最良の助言・勧告をしていたと結論づけた。つまり、担当官や専門家は製薬会社から賄賂などを受け取っていなかったと判定した。そしてわれわれ研究者に対しては、インフルエンザの重篤度の実態を解明し、その予測方法を確立する必要性を指摘したのである。

＊＊＊

1918年に大流行したH1N1亜型ウイルスによく似たウイルスが、90年後の2009年に出現したことは、パンデミックウイルスがどこからどのようにして出現したのかを理解しようとするわれわれわれには大変興味深い問題であった。それぞれのウイルスに固有な遺伝子構成を比較解析することによって、現在、われわれはメキシコで新たに出現した（H1N1）2009インフルエンザウイルスの祖先をたどることができる。今はもう、ウイルスの8本すべての遺伝子について、その個々の起源まで遡り、世界各地の野鳥がもつ特定のウイルスにまでたどり着くことができる。しかし、それらの起源となった個々の鳥ウイルスは、米国由来だったりヨーロッパ由来だったり、さまざまな異なる経路でやってきたものであった（図12－1）。

1979年ヨーロッパで、野生水禽からのH1N1亜型鳥インフルエンザウイルスがブタへ広がった。すべてのウイルス遺伝子分節は野鳥由来であり、このウイルスはヨーロッパのブタにおいて軽い呼吸器症状を起こす主要なウイルスとなった。1998年には米国のブタの間で新しいインフルエンザウイルスが出現した。テキサス州、ミネソタ州、アイオワ州でブタに強い症状の呼吸器感染を起こしながら拡大した。そして、それまでほぼ一世紀にわたってブタの間で流行していた1918年のH1N1亜型ブタインフルエンザウイルスの子孫ウイルス［ヒトのスペインかぜインフルエンザウイルスがブタの世界に入り、ブタインフルエンザとして流行を続けていた典型的ブタインフルエンザ］と入れ替わった。新しく出現したブタウイルスの遺伝子を調べると、3種類の異なるウイルスに由来する「3重交雑」ウイルスであることが明らかになった。すなわち、H3N2亜型（いわゆる香港型）のヒト季節性インフルエンザウイルスから3本の遺伝子分節（PB1、HA、NA）、1918年以来の典型的ブタインフルエンザウイルスから3本の遺伝子分節（NP、M、NS）、そして野鳥のカモのインフルエンザウイルスから2本の遺伝子分節（PB2、PA）を獲得した3重交雑体ウイルスであった。

問題の2009年にメキシコで出現した（H1N1）2009インフルエンザウイルスは、前述した

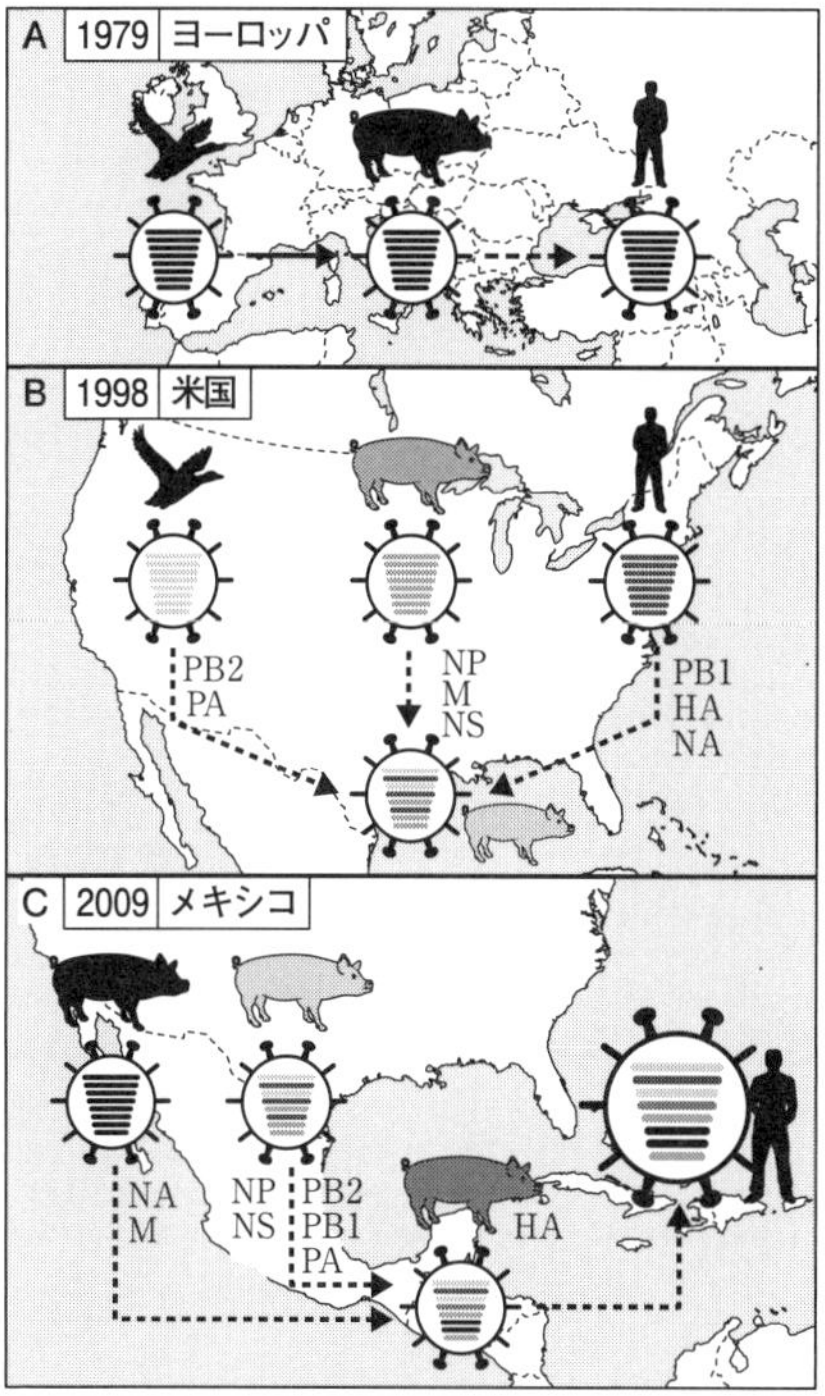

図 12-1　(H1N1)2009 パンデミックウイルスはヨーロッパ，米国およびメキシコのブタで初めて検出されたインフルエンザウイルスに由来する遺伝子をもっていた．(A)ヨーロッパのブタインフルエンザウイルスは，1979 年にヨーロッパの野生のカモのウイルスがブタに感染して出現した．ブタでインフルエンザを起こし，ときどきヒトにも感染したが，ヒトからヒトへは拡がらなかった．(B)米国のブタインフルエンザウイルスは 1998 年に初めて見つかった．これは「3 重交雑」ウイルスで，米国の野生のカモ由来ウイルスから 2 本の遺伝子分節[PB2 および PA]，1918 年のスペインかぜインフルエンザウイルスの子孫である典型的ブタインフルエンザウイルスから 3 本の遺伝子[NP, M および NS]，ヒトで流行している H3N2 インフルエンザウイルスから 3 本の遺伝子[PB1, HA および NA]を獲得していた．(C)H1N1(2009)パンデミック・インフルエンザウイルスは，ヨーロッパのブタインフルエンザウイルスから 2 遺伝子[NA および M]，米国の「3 重交雑」ウイルスから 5 遺伝子[PB1, PB2, PA, NP および NS]，およびメキシコのブタウイルスからヘマグルチニン遺伝子[HA]を獲得した

米国の「3重交雑」ブタインフルエンザウイルスから5本の遺伝子分節(PB2、PB1、PA、NP、NS)と、ヨーロッパ系統のブタインフルエンザウイルスから2本の遺伝子分節(NA、M)を、さらに現地メキシコのブタウイルスからHA遺伝子を受け継いでいた。われわれは、この交雑体ウイルスの元のウイルスたち(親ウイルス)がいつどこで出合ったのかわからない。しかし、ヨーロッパと米国の種ブタがメキシコへ輸入され、そこで双方のブタが保持していたウイルス同士が出合い、遺伝子が交雑したというのが、もっとも簡単な説明である。

(H1N1)2009インフルエンザ・パンデミックは比較的軽度なものと考えられたが、このウイルスは世界中の人々に定着し、それまで季節性インフルエンザとして流行していたH1N1亜型ウイルス(スペインかぜインフルエンザの直接の子孫。ソ連型)に取って代わった。このウイルスは世界中の多くの場所でブタの間でも拡がってブタに軽い症状を起こしているが、将来、他のブタインフルエンザウイルスと再び新たな遺伝子の交雑を起こす可能性もある。

2009年のパンデミックの後、香港の科学者は中国南部深圳市に近い食肉処理場から毎週香港に搬送されるブタから集めた検体を解析し、右で述べたようにウイルスの起源に関する重要な発見をして論文で発表した。彼らは2009年にメキシコで検出される前のある時点で、おそらくこのウイルスはすでに出現していたと信じていた。というのも、メキシコではブタでのインフルエンザのサーベイランスはほとんど実施されていなかったからである。この研究はわれわれが(H1N1)2009ウイルスの本体を理解するのに大きく貢献し、一流科学雑誌「ネイチャー(Nature)」に発表された。

この論文が掲載されたすぐ後に、中国農業省はこの研究について議論し、中国で集められた成績と比較するための会議を開催した。政府当局者は明らかに、香港の研究者が中国農業省の承認なしに再び研究を発表するものと予想していたようだった。しかし、非難の的となった香港の研究者、ゲイビン・スミス(Gavin Smith)、マリック・ペイリス(Malik Peiris)、グアン・イー(Guan, Yi, 管軼)の3人の論文は、(H1N1)2009パンデミックは間違いなくアメリカ大陸起源であり、アジア大陸起源ではないと立証したものであることを説明し、中国農業省からの非難を収めた。

1918年および2009年のインフルエンザ・パンデミックがアメリカ大陸で最初に発見されたことは、両者のH1N1亜型ヘマグルチニン(HA)遺伝子(本質的には同一の系統に属する)が、アメリカ大陸にいる野生水禽のウイルスに由来した可能性を、一方で1957年のH2N2亜型アジアかぜインフルエンザおよび1968年の香港かぜインフルエンザのパンデミックウイルスが、いずれもアジア大陸で最初に発見されたことは、両ウイルスのヘマグルチニン(HA)、ノイラミニダーゼ(NA)、PB1遺伝子が、アジアにいる野生水禽のウイルスに由来した可能性を示唆している。

訳者コラム1　2009年のパンデミック対応

メキシコの患者から分離された(H1N1)2009インフルエンザウイルスは、今ではスペインかぜインフルエンザウイルスの子孫が鳥やブタのウイルスと何回かの遺伝子分節再集合(交雑)を繰り返して出現したことが解明されている(図12-1参照)。しかし発生当初、ウイルス学的にはスペインかぜインフルエンザウイルスの子孫としての性状しかわかっていなかった。また、メキシコと米国ニューヨークからは、数十名の青少年の入院と死亡例(致死率における分子に相当)が報告され、これが報道でも強調された。このとき、その背景にある流行地域全体での感染患者の総数(致死率における分母に相当や臨床像はほとんど把握されていなかった。

　この段階での不十分な情報に基づいて、世界的に高名な感染症疫学者のグループが、このときの新型インフルエンザは0・4パーセントもの高い致死率を伴うと公表した。この数値は、1957年のアジアかぜインフルエンザの0・5パーセントに迫るものであり、これがWHOや各国の行政担当者に強い影響を与えたことは否定できない。

　結果論からの批判はあろう。しかし、実際の患者情報や流行疫学の全体像およびウイルスの性状が未だ把握されておらず、今後の予測も困難な流行初期においては、その時点で科学的に想定しうる最悪のシナリオに対する必要な緊急対応を取ることは、危機管理の基本であるだろう。

第13章　SARSとヒトに感染する第2の鳥インフルエンザウイルス

2013年2月上海で、ヒトと家禽を巻き込んだ2回目の鳥インフルエンザの流行が確認された。病原体は、これまで報告のなかったH7N9亜型の低病原性鳥インフルエンザウイルスであった。このウイルスは、ニワトリには無症状、または極めて軽微な症状しか起こさない低病原性のウイルスであったにもかかわらず、ヒトでの致死率は約30パーセントもあった。このH7N9亜型ウイルスに感染した患者の病態は、H5N1亜型の高病原性鳥インフルエンザウイルスの場合と同じように、高熱と咽頭痛に続いて急速に重症な肺炎へと進行した。H5N1ウイルスの感染者は、ふだん健康な中年女性が中心だったが、H7N9ウイルスに最初に罹患した人たちはそれよりも年齢が高く、心臓病や喘息などの基礎疾患のある男性が多かった。

当時、上海の生鳥市場では、家禽には病気の兆候がなかったので、ヒトでの感染が報告されるまで誰もH7N9ウイルスの存在には気づかなかった。中国の保健当局によるH7N9ウイルスへの対応は目を見張るものだった。ヒトと家禽におけるH7N9ウイルスの感染例は、ただちにWHOに報告され、患者に関する情報やウイルスの遺伝子塩基配列を含むすべての情報が公開された。このような中国保健当局による迅速な情報公開と共有は賞賛されるべきものである。この成果は、「One world, one health」［58頁のコラム2参照］という行動計画の重要性を示しており、また中国政府の対応が、

2003年のSARS《サーズ》流行の際の不透明で遅きに失した対応に比べると、何光年もの差をもって迅速になされた結果である。

1997年以来香港大学では、H5N1ウイルスの流行に対処するためにインフラが整備されていた。この事前準備が、2003年のSARS感染爆発に際して、原因であるSARSコロナウイルスの発見や緊急対応に役立った。この教訓から、ここでH7N9インフルエンザから寄り道をして、少しSARSについて紹介したいと思う。SARSはSARSコロナウイルス(かぜの一因となるコロナウイルスと同じコロナウイルス科に分類される)により引き起こされる急性呼吸器感染症である。発熱、悪寒、筋肉痛、頭痛、食欲不振を初期症状とするSARSは、当初H5N1亜型の鳥インフルエンザウイルスが原因だと考えられた。SARSコロナウイルスは、呼吸器の飛沫感染および糞便や尿を介した感染によりヒトの間で広がった。致死率は年齢により異なり、25歳未満では1パーセント未満であったのに対して、65歳以上では50パーセント以上にも上った。本来は中国南部の野生動物に不顕性感染していたウイルスが広東省のヒトに感染し、2003年初めから重症肺炎として住民の間で流行していた。その感染者の1人が2月に香港を訪問した際に、同じホテルの宿泊客12名が感染を受けた。彼らが潜伏期に出国したことが、渡航先のベトナム、シンガポールやカナダなどへ流行を広げる原因となった。これらの旅行者が滞在したホテルや入院した病院などでも急速に流行が広まった。香港では市中への感染拡大が続く一方で、北京、台湾、カナダ、米国などへも感染が拡大した。すべての状況は、新たなパンデミックの可能性という最悪の兆候を示していた。

香港大学のマリック・ペイリスはSARS患者から原因ウイルスを分離し、それが未知のコロナウイルスであると報告した。これがウイルス学的診断方法の開発、将来に向けてのワクチン製造や感染防御のための衛生対策の確立に貢献した。その一方で、同僚のグアン・イーは、中国南部の野生動物市場で食用に販売されていた野生のハクビシン［*Paguma larvata*，ジャコウネコ科の動物］が、ヒトへの感染源となる中間宿主であることを突き止めた。その結果、ハクビシンは市場から排除され、ハクビシンの繁殖場は閉鎖された。その後同じ香港大学のユエン・カクユン（Yuen, Kwok Yung，袁國勇）は、SARSコロナウイルスの自然宿主が香港固有のキクガシラコウモリ（*Rhinolophus ferrumequinum*，食虫性コウモリ［日本にも同じ仲間がおり、一部は天然記念物に指定］）であることを明らかにした。人々はキクガシラコウモリの営巣地に足を踏み入れることが危険だと知らされ、今ではそこに近づかないようにしている。

SARSコロナウイルスが、ヒトからヒトへの伝播能力を瞬く間に獲得したことは研究者を驚かせたが、インフルエンザウイルスの研究者にとっては、引き続き鳥インフルエンザウイルスに対する警戒を続ける必要があるとの教訓とともに、パンデミックへの準備対応に対する予行演習にもなった。ワクチンや抗ウイルス薬の開発は間に合わなかったが、幸いにも、手洗いの励行、マスクの着用や良好な衛生状態の確保、及び検疫、隔離や移動制限の強化などの古典的な手法により、ウイルスの拡散を防止できたことが、疫学的研究により明らかとなっている。最終的にSARSコロナウイルスの感染者数は世界全体で約8000人、死者は774人（中国648人、カナダ43人、シンガポール33人）に達した。繰り返しておくが、当時の中国保健当局が当初、新たに出現した感染症に関する情報を速やかに共有することを躊躇したことによって、世界各地への感染拡大を防ぐことができず、大きな健康被害と社会的・経済的損失がもたらされたのである。

＊＊＊

２０１３年2月、上海においてヒトへの感染が確認されたＨ７Ｎ９亜型の低病原性鳥インフルエンザウイルスの出現に話を戻そう。１９９７年香港でのＨ５Ｎ１亜型の鳥インフルエンザウイルスの出現過程における生鳥市場の役割に関する知見から、われわれはＨ７Ｎ９ウイルスも、生鳥市場に由来するのではないかと疑った。そこで現地の保健当局は、16年前の香港での教訓を生かして、上海の生鳥市場を閉鎖する措置をとった。その結果、Ｈ７Ｎ９ウイルスの感染患者数は急速に減少した。しかし、上海の生鳥市場にいた家禽がその後どうなったかは明確には追跡できなかった。だが、Ｈ７Ｎ９ウイルスに感染しているにもかかわらず病気の兆候を呈していないニワトリの一部が、南部の都市にある生鳥市場にトラックで運ばれたという噂が立った。これが事実ならば、未だ生鳥市場が閉鎖されていない多くの都市においてもＨ７Ｎ９ウイルスが急速に広がった理由が説明できるかもしれない。

実験室での遺伝子解析から、Ｈ７Ｎ９亜型の低病原性鳥インフルエンザウイルスは高病原性のＨ５Ｎ１亜型鳥インフルエンザウイルスに極めて似た過程を経て出現したことがわかった。Ｈ７Ｎ９ウイルスがもつ8本の遺伝子分節のうちで、内部タンパク質をコードする6本はＨ９Ｎ２亜型の鳥インフルエンザウイルスに由来し、残りの赤血球凝集活性をもつＨＡタンパク質とノイラミニダーゼ活性をもつＮＡタンパク質をコードする遺伝子は、それぞれ異なるカモのインフルエンザウイルスに由来していた（図13－1）。

Ｈ９Ｎ２亜型の鳥インフルエンザウイルスはニワトリに対して重篤な病原性を示さず、とくに目新しいものではない。しかし、家禽からヒトへの伝播能力や、ヒトに重篤で致死的な病気を引き起こす能力をもつＨ７Ｎ９ウイルスの出現においては、その骨格の役割を果たした。２０１０年から２０１３年までの４年間に、中国各地で分離された鳥インフルエンザウイルスの研究によって、Ｈ９Ｎ２ウイルスは中国全土の養鶏場に広がっており、採卵数の減少を起こしていることがわかった。

一方、１９９０年代初めには、Ｈ９Ｎ２ウイルスに対する家禽用ワクチンが開発されて使用されていた。これらのワクチンは卵の生産量を回復させるのには効果的であった。しかし、ワクチン接種によってＨ９Ｎ２ウイルスの抗原性に変化（抗原変異）が起きた。そのため、その変化に合わせて次々と新しいワクチンを作り直す必要があった。そしてついに、ある変異したＨ９Ｎ２ウイルスが、Ｈ７亜型のウイルス及び、Ｎ９亜型のウイルスの２種類のウイルスと遺伝子再集合を起こして、それぞれからＨＡとＮＡの遺伝子を獲得し、その結果ついに２０１３年にヒトに感染できるようなＨ７Ｎ９ウイルスを生み出してしまったのだ。

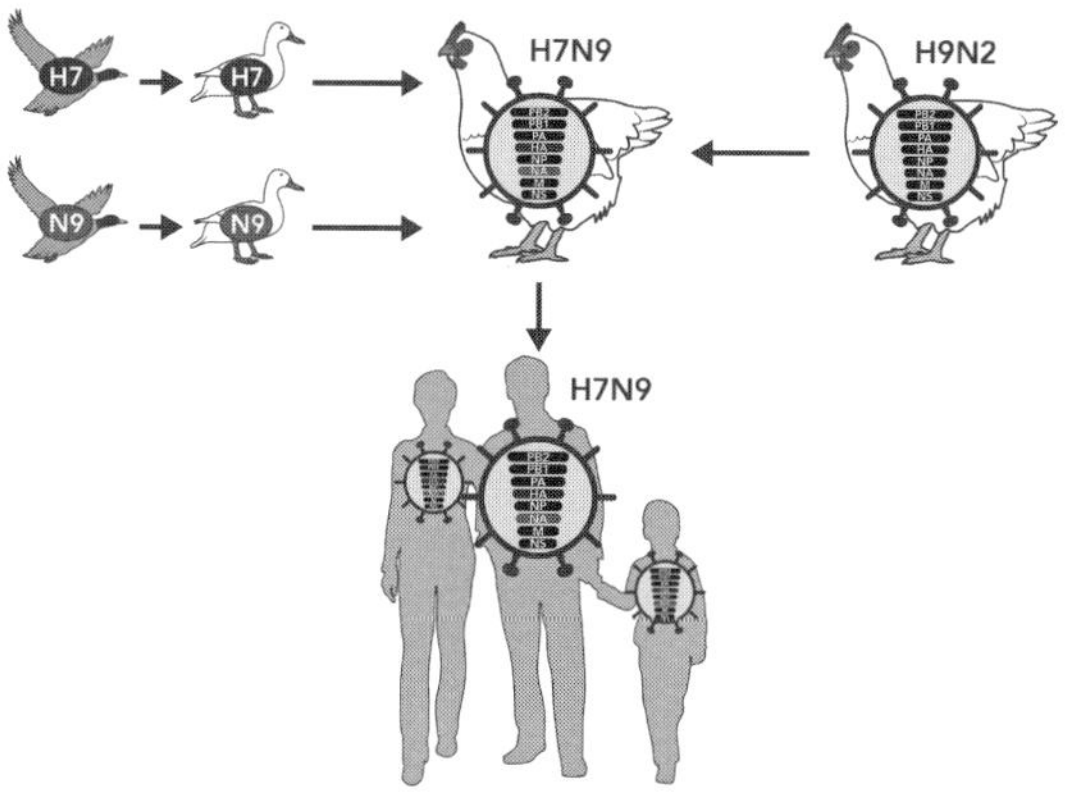

図 13-1　鳥インフルエンザウイルスである H7N9 ウイルスは，3 重の遺伝子再集合体ウイルスである．ヘマグルチニン(H7)遺伝子分節は野生のカモから中国のアヒルに伝播していた鳥インフルエンザウイルスに由来する．ノイラミニダーゼ(N9)遺伝子分節は同様の経緯で野生カモから中国国内のアヒルに広がっていた異なる鳥インフルエンザウイルスに由来する．他の 6 分節は中国国内のニワトリで流行していた H9N2 ウイルスに由来する．この新しい H7N9 ウイルスはヒトに感染するようになり，ヒトでの致死率は 30% 以上であった

２０１３年に上海周辺で起こったＨ７Ｎ９ウイルスの最初の流行では、１３５人が感染し、そのうちの45人が死亡した。Ｈ７Ｎ９ウイルスを用いた研究により、このウイルスがヒトからヒトへ伝播しうる潜在能力をもつ可能性が示された。われわれは、高病原性鳥インフルエンザウイルスであるＨ５Ｎ１ウイルスと、Ｈ７Ｎ９ウイルスのどちらがヒトからヒトへの伝播効率が高いのかを調べるために、フェレットを用いたリスク評価試験を実施した。フェレットでの感染実験は、ヒトからヒトへの伝播効率を評価する最も優れた方法である。まず、２匹のフェレットにＨ５Ｎ１ウイルス、またはＨ７Ｎ９ウイルスのいずれかを経鼻的に感染させた後に、それぞれを4匹の健康なフェレットとともにケージ（飼育用の籠）の中に同居させ、鼻を介した直接接触による感染伝播の有無を検討した。さらにウイルスがエアロゾルにより伝播されるか否かを確認するために、感染させたフェレットを入れたケージから20センチメートル離れた位置に4匹の健康なフェレットを入れた別のケージを置いた。

Ｈ５Ｎ１ウイルスを感染させたフェレットは、同じケージ内で同居飼育したすべてのフェレットを感染させたが、隣接する別のケージのフェレットには伝播は起こらなかった。一方、Ｈ７Ｎ９ウイルスでは、感染させたフェレットと同じケージで飼育したフェレットだけでなく、隣接するケージで飼育した4匹のフェレットのうち2匹にもウイルスが伝播された。したがって、Ｈ５Ｎ１ウイルスよりもＨ７Ｎ９ウイルスの方が、エアロゾルを介した伝播（いわゆる空気感染）を起こしやすいことがわかった。

一方、夏に向かってヒトにおけるＨ７Ｎ９ウイルスの感染が報告されなくなったので、上海の生鳥市場は再開された。しかし再開後、再びヒトで感染者が報告されるようになった。その頃、Ｈ７Ｎ９ウイルスは中国南部の家禽にも広がり、２０１４年1月には広州での最初のヒトへの感染が報告された。家禽でのH7N9ウイルスの感染が不顕性感染であったことを考慮すると、ウイルスが広がることは避けがたいものであった。渡り鳥がH7N9ウイルスの感染伝播に関与しているとの証拠はないが、高度安全管理施設における実験結果からは、カナリヤやセキセイインコのような小さな愛玩鳥やスズメなどの小さな野鳥はH7N9ウイルスに感受性をもつことが示された。これらの鳥が、ウイルスの地域的な拡大に関わった可能性がある。最初にH7N9ウイルスに感染して発症した人たちが高齢者であったことから、われわれは彼らが愛玩鳥と一緒に散歩し会話を楽しむという中国の伝統文化が、H7N9ウイルスの鳥からヒトへの感染伝播に関わっているのではないかとも疑ってみた。

今日まで、H7N9ウイルスは中国以外には拡大していないが、中国で感染したヒトが台湾、マレーシア、カナダに渡航したため、それらの国では感染患者の発生が報告されている。幸運なことに、H7N9ウイルスは、まだヒトからヒトへ効率よく伝播するようには変化していない。2014年以降の中国では、毎年冬になるとH7N9ウイルスがヒトに感染し、重篤な症状を呈した患者や死者が報告されている。高齢者中心であったH7N9ウイルスの感染はその後、基礎疾患をもたない幅広い年齢層に、しかも普段は健康なヒトにも広がるようになった（図13－2）。

＊＊＊

2017年2月初旬、私がこの章を香港で書いていたとき、中国のH7N9ウイルス感染患者の報告数が例年よりも明らかに多いことが公表された。私はウイルスの性状が劇的に変化したのではないかと推測した。2013年2月から2016年後半までの間は、H7N9ウイルスは家禽においては

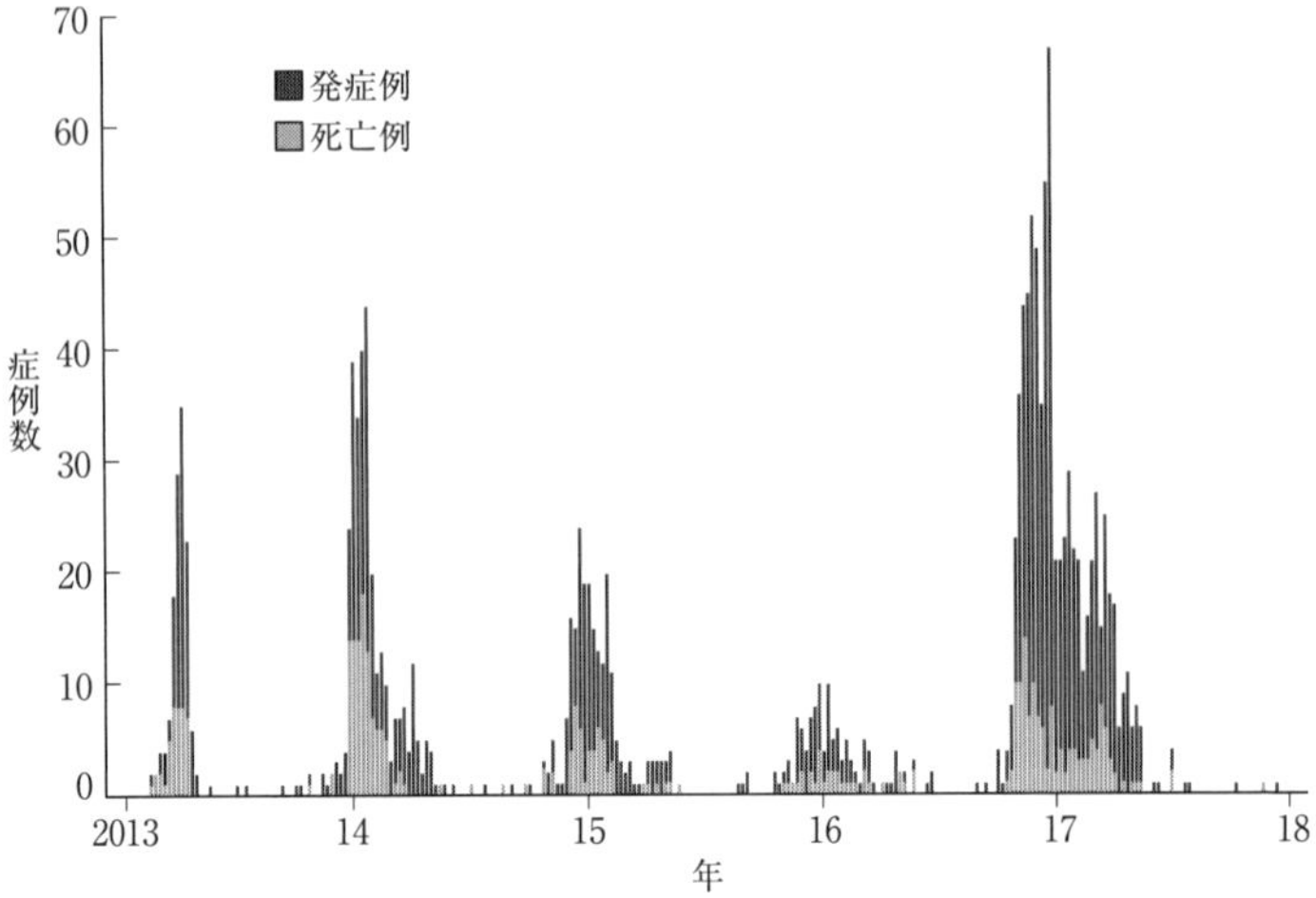

図 13-2　2013 年以降の中国における H7N9 亜型の鳥インフルエンザウイルスのヒトへの感染数の推移．症例は毎年冬季に多く報告される．H7N9 ウイルスのヒト感染例の大部分は，生鳥市場におけるヒトと家禽との直接接触により起こるため，生鳥市場が閉鎖されると，ヒトの感染例は劇的に減少する．現在までに 1623 人が H7N9 ウイルスに感染し，そのうち 620 人が亡くなった(致死率 38%)．現時点では，このウイルスはヒトとヒトの間で効率よく伝播する能力を獲得していないが，2016 年から 2017 年にかけての症例数が大幅に増加したことは大きな懸念である．世界保健機関の資料より転載

不顕性感染であったが、それ以降にはH5N1ウイルスのように、ニワトリに対して致死的な全身感染を引き起こすように変化した強毒型(高病原性)のH7N9ウイルスが出現してきた。H5亜型とH7亜型の鳥インフルエンザウイルスの特性の一つとして、家禽での感染伝播中に、ニワトリに対する病原性が高くなることがある。そのため、中国やその他の地域の研究者たちはこの種の変化が起こることを懸念していたが、それが的中したのである。

　われわれはこれまでの研究結果から、H7N9ウイルスがニワトリに対して高病原性を示すように変化するためには、HAタンパク質の特定部位のアミノ酸配列に特定の変化が起こることが必要であることをすでに知っていたので、そのような遺伝子変異が起こることを警戒していたのだ。この章を書いた2017年初旬においては、H7N9ウイルスの流行はニワトリに限られており、それ以外の哺乳動物などには広がっていない。感染を広げる可能性のあるすべての家禽を殺処分してこのウイルスを根絶することは大変な作業ではあるが、達成されれば偉大な功績になるに違いない［訳者コラム2参照］。

訳者コラム2　家禽へのワクチン接種の効果と是非

当初のH7N9亜型ウイルスは家禽に病気を起こさない低病原性であったが、感染したヒトには重症肺炎を起こし致死性であった。ヒトのインフルエンザ感染モデル動物であるフェレットにおいても、①呼吸器に感染して効率よく増殖し、②サイトカイン・ストームを誘導して致死的な病変をもたらし、③飛沫感染による動物間の伝播を起こす、ということが示された。

2017年初頭に中国南部で、強毒型に変化したH7N9鳥インフルエンザウイルスが検出され、危惧されていた事態が現実となった。このウイルスは高病原性H5N1ウイルスと同様に、ニワトリに全身感染を起こしてほぼ100パーセントを殺すので、養鶏業にとっても大問題となった。

一方、元の低病原性のH7N9ウイルスはニワトリには不顕性感染にとどまり流行が発見されにくいのに対して、強毒化したウイルスの流行は検出が容易である。その後、従来のH7N9ウイルスによる第5波の大きな流行とともに、強毒型ウイルスも中国各地へと拡大したが(2017年夏までに11省)、さらにヒトの感染例も発生してきた(同じく32人以上)。

患者の病態はH5N1の場合に似て重篤であったが、2013年以来の低病原性のH7N9ウイルスからは大きな変化はないようだった。しかし、フェレットにおいては、前記の性状に加えて高病原性H5N1ウイルスと同様に、ウイルス感染は呼吸器以外の臓器にも拡大した。未だヒトからヒトへの連続的な感染伝播の報告はないが、H5N1と同様の強い病原性をもつH7N9ウイルスによるパンデミックの発生という最悪のシナリオが現実味を帯びてきた。2018年の米国CDCによるリスク評価では、H5N1よりもH7N9の方がパンデミック出現の可能性が高く、健康被害も大きいと予想された。

このような事態に応じて、中国政府は国内すべての家禽に対してH5N1とH7N9の混合ワクチンの接種を決定し、2017年9月から2カ月間で全国的に実施した。接種率は70〜90パーセントとされている。家禽に対する鳥インフルエンザワクチンの予防接種については研究者間にも賛否両論の大きな議論があり(第11章参照)、今回の政策は大きなギャンブルとも批判された。結果的には接種後の2017〜2018年冬シーズンには家禽でのH7N9やH5N1の流行はほとんど報告されず、ヒトでの患者発生もゼロに近かった。

しかし、本文で述べられているように、過去においては、家禽へのH5N1ワクチン接種の結果、変異ウイルスが出現して地域に定着し常在化してしまった(第11章参照)。2017年の中国での家禽へのワクチン接種の効果と是非については、今後詳細な評価がなされることになる。

H7N9亜型の鳥インフルエンザウイルスが毎年中国で猛威を振るう一方で、H5亜型の鳥ウイルスもまた同じように少しずつ変化している。2003年以来、高病原性H5N1亜型の鳥インフルエンザウイルスは多くの国の家禽に定着してしまい、中国、ベトナム、インドネシア、インド、バングラデシュ、パキスタン、エジプト、南アフリカなどでは毎年のように感染が報告されている。

2015年にはエジプトで大規模な流行が起こり、136人が感染して、そのうち39人が死亡した。

H5N1ウイルスは1997年香港に出現して以来、変化を続けており、さらに別のA型インフルエンザウイルスとの間でさまざまな遺伝子再集合(交雑)ウイルスも出現してきている。これらの変異ウイルスは、遺伝的に互いに区別されるいくつかの系統に分かれ、各系統のウイルスがさらに独自の進化を続けている。これらのうちの一つが、2014年に韓国で検出されたH5N8亜型の高病原性鳥インフルエンザウイルスである。H5N1ウイルスが別のウイルスと遺伝子再集合を起こした結果、N1亜型のノイラミニダーゼ(NA)の代わりにN8亜型のNAを獲得して出現したものだ。問題は、この変化によって、家禽のみならず長距離の渡りをするカモの間でも効率よく伝播できる性質を獲得していたことである。しかも、ニワトリを斃死させるにもかかわらず、カモにはほとんど病原性を示さないのだ。このH5N8ウイルスが、文字通り翼を手に入れたために、2014年1月から3月には日本の野生水鳥でも検出され、4月から5月にはシベリアやアラスカの野生水鳥へと拡大し、さらに9月から10月にはヨーロッパや北米の野鳥や家禽でもしばしば検出されるようになった。

これは、1997年以来、東アジアの主に家禽に限局して流行していた恐ろしいH5亜型の高病原性ウイルスが、南北アメリカ大陸に広がった最初の事例となった。カモがウイルスを遠くまで運ぶことは、元々のH5N1ウイルスでは起こらなかったことであった。H5N8ウイルスは、米国ではワシントン州にある野鳥保護施設にいたシロハヤブサで初めて検出された。このウイルスは、韓国のアヒルで検出されたウイルスと同一であり、渡り鳥により太平洋を越えて持ち込まれたと考えられる。H5N8ウイルスは北米大陸に到着した直後に、現地の野生水鳥がもっていた別の鳥インフルエンザウイルスとの間で遺伝子交雑を起こし、H5N2亜型とH5N1亜型(中国とは別のウイルス)という2

種類の新しいH5亜型ウイルスを出現させた。つまり、H5N8亜型、H5N1亜型およびH5N2亜型という3種類の致死的なH5ウイルスが、ワシントン州の野鳥の前に突如、現れたのである。これらのウイルスは、10月から11月にはアラスカやカナダから太平洋沿岸を南下するカモの飛翔経路に沿って、米国南部や太平洋沿岸にまで拡大した。そして、3種類すべてのウイルスがワシントン州、アイダホ州、オレゴン州、カリフォルニア州の家禽農場に侵入して広がり、ニワトリとシチメンチョウでの致死率は100パーセントに達することもあった。

これらの新しいウイルスのなかでH5N2ウイルスは最も病原性が高く、感染が広がりやすい性質をもっていた。2015年4月から5月にかけて中米からカナダに渡るカモによって、ミシシッピ渓谷上流で飼育されていた羽毛用家禽に強毒型のH5N2ウイルスが持ち込まれた。ウイルスの侵入を厳重に警戒していたにもかかわらず、H5N2ウイルスは220カ所以上の家禽農場で致死的な感染を引き起こした。幸いなことにヒトへの感染は確認されなかった。中国や東南アジアとは異なって、米国中西部には生鳥市場が存在しないことがその理由かもしれない。他の原因としては、H5N8ウイルスが北米大陸で多くの鳥インフルエンザウイルスとの間で遺伝子交雑を起こした際に、ヒトへの感染能力の一部を失った可能性も考えられる。

米国の農業当局が採用したウイルス封じ込め対策は、感染を広げる可能性のあるすべての家禽を殺処分するという戦略に基づいた摘発・淘汰・農家への補償の3本柱であった。結果として、4200万羽のニワトリと750万羽のシチメンチョウが殺処分された。この摘発・淘汰が進む一方で、野鳥でのH5ウイルスの検出例が85件報告された。

2015年の7月から8月までに家禽農場でのH5ウイルスの新たな流行の報告数はゼロになった

が、農業当局は、カナダから南下する渡り鳥を、固唾を呑んで待っていた。北からのカモの渡りによってＨ５ウイルスが再び米国に持ち込まれるのだろうか。家禽飼育農家は家禽用のインフルエンザワクチンを使えるように米国農務省に要請した。ＵＳＤＡは数百万回分のＨ５ウイルス用のワクチンを実際に用意していたが、ワクチン接種によってＨ５ウイルスがこの地域に根づくのを恐れて(第11章を参照)、ワクチンの使用を許可しなかった。カモは予定通りにやってきたが、Ｈ５ウイルスは持ち込まれなかった。２０１６年６月以来北米の家禽ではＨ５インフルエンザウイルスの流行は発生していない。また、野鳥においてもＨ５Ｎ２ウイルスのＨＡ遺伝子の配列が２回検出されたが、生きたウイルスは見つかっていない。

野生の水禽から強毒型(高病原性)のＨ５ウイルスが消え去った謎は、さまざまな論争を引き起こした。私の研究グループは、40年以上にわたって米国とカナダでカモのインフルエンザウイルスを調査しているが、カナダのアルバータ州で強毒型のＨ５ウイルスやＨ７ウイルスが検出されたことは一度もない。カモは、強毒型のＨ５ウイルスやＨ７ウイルスを自分たちの繁殖地から排除するような未知のメカニズムをもっているのかもしれない。しかし、弱毒型(低病原性)のＨ５ウイルスやＨ７ウイルス並びに世界のどこにでも見つかるような一般的な弱毒型の鳥インフルエンザウイルスは、健康な若いカモからはごく普通に検出されている。

カモが、弱毒型のＨ５ウイルスやＨ７ウイルスを含む無数の鳥インフルエンザウイルスに繰り返し暴露していることが、何らかの形でカモにさまざまなウイルスに対する集団免疫をもたらしている可能性は否定できない。インフルエンザウイルスに対する先天性免疫として働く遺伝子をカモがもっているなど、別のメカニズムが関与している可能性もある。これに対して、残念なことにニワトリは野鳥だった祖先からの進化の過程で、このような遺伝子を失ってしまったようである。しかし一部の研究者はこれらの考えに同意せず、強毒型のＨ５ウイルスは野生の水禽の中に依然として潜んでいると主張している。どちらが正しいかは時が教えてくれるだろう。大量のニワトリやシチメンチョウを斃死させる強毒型のＨ５ウイルスやＨ７ウイルスが、カモなどの野生水禽に対しては病原性を示さないという点も、未だ残された大きな謎の一つである。

一方、アジア各地に根づいた強毒型のＨ５ウイルスは、その地域のさまざまな鳥インフルエンザウイルスと積極的に遺伝子再集合を繰り返している。その結果、２０１７年には新たなＨ５Ｎ６亜型の鳥インフルエンザウイルスが中国、ミャンマー、台湾、ベトナム、韓国、日本で出現し、家禽に致死的な感染を引き起こした。Ｈ５ウイルスやＨ７ウイルスは、他の亜型のインフルエンザウイルスとの遺伝子再集合によって無限に変化することが可能なので、最終的にはヒトからヒトへ効率よく感染伝播する能力を獲得するのではないか、という重大な懸念がある。これに対して、これらの鳥インフルエンザウイルスが、ヒトとヒトの間での連続的な感染伝播を起こさないままに、20年間にわたって世界中の鳥の間で流行を繰り返しているので、一部の研究者はごく最近まで、そもそもＨ５亜型やＨ７亜型の鳥インフルエンザウイルスにはヒトからヒトへと効率よく伝播できるように変化する潜在能力はないと考えていた。すなわち、強毒型のインフルエンザウイルスによるパンデミックという最悪のシナリオは起こりえないのだと。しかしそのような楽観的な思い込みは、二つの研究グループが、エアロゾルを介してフェレットからフェレットへと感染伝播が可能であり、かつ深刻な症状を引き起こす強毒型のＨ５Ｎ１ウイルスを（わずか数カ所の遺伝子変異によって比較的簡単に）作出できたときに、あえなく打ち砕かれてしまった（第16章参照）。哺乳動物であるフェレットは、ヒトのインフルエンザ感染の恰好の動物モデルなのだ（第2章参照）。

Ｈ５ウイルスとＨ７ウイルスが常に活発に進化し続けていること、各亜型は多数の亜系統のウイルスに細分化してきていること、ユーラシア大陸の少なくとも四つの地域では未だに感染が持続していることなどを勘案すると、これらのウイルスがヒトとヒトの間で効率よく伝播する能力をいつ獲得しても不思議ではない。その際には最悪のシナリオによるパンデミックも想定される。したがって、われわれインフルエンザウイルス研究者は、決して避けることのできないパンデミックに対して十分な事前準備が不可欠であり、またその対応に関する最善の戦略を確立しておくことが緊急課題であると考えている。

第14章　１９１８年のスペインかぜインフルエンザへの答えを掘り起こす

１９１８年のスペインかぜパンデミックでは、二つの世界大戦による戦死者を合計した数よりも多くの犠牲者を出した。いったい、どのような特別な理由があったのだろうか？　これは１９８０年代当時の非常に重要な未解決問題だった。この秘密を明らかにするためにも、われわれはまず原因ウイルスを手にする必要があった。しかし残念ながら、１９３０年代まではインフルエンザウイルスを分離する技術が存在しなかったために、１９１８年のパンデミックウイルスはどこにも保存されていなかった。われわれの頼みの綱は、当時、病死して病理解剖に付された兵士やインフルエンザ患者の遺体から採取され、ホルマリン溶液中に保存されていた病理組織材料だった。このようなホルマリン漬けの臓器が入ったガラス瓶は、各地の病理学部や病理博物館で保管されていた。もう一つの可能性は、北極圏で亡くなり永久凍土(ツンドラ)に埋葬された患者遺体から組織検体を採取することだった。パンデミックから60年もの時が過ぎており、このような可能性の低そうな場所で、果たして１９１８年のインフルエンザウイルスの検体を見つけることができるのだろうか？

１９８０年代の学会の場では、セント・ジュード小児研究病院のチームは、スペインかぜインフルエンザと診断された犠牲者の肺などの臓器を、ホルマリン固定して保存していそうな病理学研究所を知らないか、研究者仲間に聞き回っていた。そしてわれわれは、米国ワシントンＤＣにある米軍病理学研究所（the US Armed Forces Institute of Pathology）に、1918年のパンデミックのピーク時に軍キャンプで死亡した若い兵士たちから採取した臓器検体が多数保管されているとの情報を得た。私はすぐに病理学研究所のダグラス・ワイア（Douglas Weir）に手紙を書き、1918年のインフルエンザの病原性が高かった理由を調べるための共同研究を提案した。ホルマリンは、インフルエンザワクチンを製造する際にウイルスを不活化するために使われるものなので、ホルマリン固定した組織サンプルからは生きたウイルスを得ることができないことはわかっていた。しかしわれわれは、ウイルス遺伝子の遺伝情報（塩基配列）を決定したいと考えていたので、ウイルス遺伝子を構成するRNA分子が、遺伝子解析可能な程度には保存されていることを期待していた。

ワイアがすぐに共同研究に前向きな返事をくれたのでわれわれは大喜びした。1990年2月、われわれは1918年のスペインかぜインフルエンザの9人の犠牲者のホルマリン固定された肺の臓器材料を受け取った。これはとても貴重な材料だったので、われわれは予備試験を行うことにした。まず重篤な症状を引き起こすインフルエンザウイルスをマウスとフェレットに感染させ、これらの動物から採取した肺と呼吸器をホルマリン液で固定した。次にホルマリン固定された組織に含まれるウイルスの遺伝子配列を決定するという実験方法を確立し、さらに細かな実験条件の検討を行った。その実験方法に自信がもてた時点でわれわれは、はやる思いでワイアから送られてきた9人分の肺組織についての実験に取りかかった。

ところが、予備試験においてはホルマリン固定された動物の組織からインフルエンザウイルスの一部の遺伝情報を得ることができたのだが、ヒトの肺組織については、インフルエンザウイルス由来と思われる遺伝情報はほとんど見つからないという、残念な結果に終わってしまった。おそらくウイルスが70年もの間ホルマリンに浸されている間に、インフルエンザウイルス遺伝子を構成する分子がバラバラになってしまったのだろう。

われわれの新しい試みは欲求不満な結果に終わってしまったが、その数年後に、このアプローチが見当違いではなかったことがわかり、われわれは大喜びした。同じ米軍病理学研究所のジェフリー・トーベンバーガー(Jeffery Taubenberger)が、1918年のスペインかぜインフルエンザの犠牲者の肺の検体を調べた。それは顕微鏡による病理組織学検査用の組織切片を作製するために、ホルマリン固定後にパラフィンの塊に包埋《ほうまい》されていた肺の検査材料だった。これらの組織はわれわれが用いた検体ほど長期間にわたってホルマリンに浸されてはいなかったので、1918年のスペインかぜインフルエンザウイルスの遺伝子塩基配列の一部分を決定することができたのだ。この画期的な研究は1997年に一流の科学雑誌「サイエンス(Science)」で公表された。

さて、トーベンバーガーのグループは別の問題に突き当たっていた。パラフィン内で保存されていた肺組織からインフルエンザウイルス遺伝子の短い断片部分の塩基配列は得られたが、残り大部分のウイルス遺伝子情報が未だ得られないままに、トーベンバーガーたちはパラフィン包埋の肺組織を使い果たそうとしていた。

一方、カナダのウィンザー大学(University of Windsor)のカースティー・ダンカン(Kirsty Duncan)率いる研究グループは、ノルウェー北部のスピッツベルゲン島(Spitsbergen)において、1918年のスペインかぜインフルエンザで命を落とした若者たちの組織材料を回収しようと計画していた。彼らはスピッツベルゲン島にある炭鉱に出稼ぎに行く途中で発症したのだった。その島はノルウェー本土から北に向かって約1000キロメートルの場所にあり、毎年夏になると、炭鉱主がノルウェー本土のトロムセという町で屈強な若者をリクルートしていた。炭鉱で1年間働くと小さい農場が買えるほどの大金を稼ぐことができたので、その職につくための競争は激しかった。

ダンカンは、スピッツベルゲンに渡る船上で19歳から28歳の7人の若者が感染し、スピッツベルゲンに着いてすぐに重篤なインフルエンザのために死亡した、という記録を発見した。1918年10月27日、遺体はスピッツベルゲンのロングイェールビーン(Longyearbyen)にある教会附属墓地に埋葬された。ダンカンは、それらの遺体を永久凍土から掘り起こして組織検体を得るために必要なすべての許可を取得した。彼女が集めた国際的なチームは、地質学者、考古学者、法医病理学者、医師および私自身と、WHO研究ネットワークの上級研究者を含むインフルエンザ研究者から構成されていた。そのように複合的な調査チームを編成するのには長い年月がかかり、1992年に研究計画を開始してから1998年に実際に発掘を始めるまで実に6年間の月日を要した。

最初の疑問は、教会附属墓地の十字架が炭鉱労働者たちの実際の埋葬場所に立てられているのか否かであった。なぜなら、第二次世界大戦中に町は広範囲の爆撃を受けて大部分の建物が破壊されていたからだ。実際に遺体が埋葬されている場所を探すためにダンカンのチームは、地中レーダーを使用して地中にある障害物とその深さを検知しようとした。その結果、七つすべての墓標について、地下2メートルの場所に何らかの障害物があることが示された。永久凍土において、毎年夏の間は解けて冬になると再凍結する活動層は、地上から0・8～1メートルの深さにあることがわかっていた。そこでこれらの発見は、遺体がそれよりも深い地中に死亡直後の状態で79年間凍結し続けていたことを示していた。

ここで、もしも半永久的に凍結されていた、生きたウイルスを含む組織を実際にわれわれが発見し

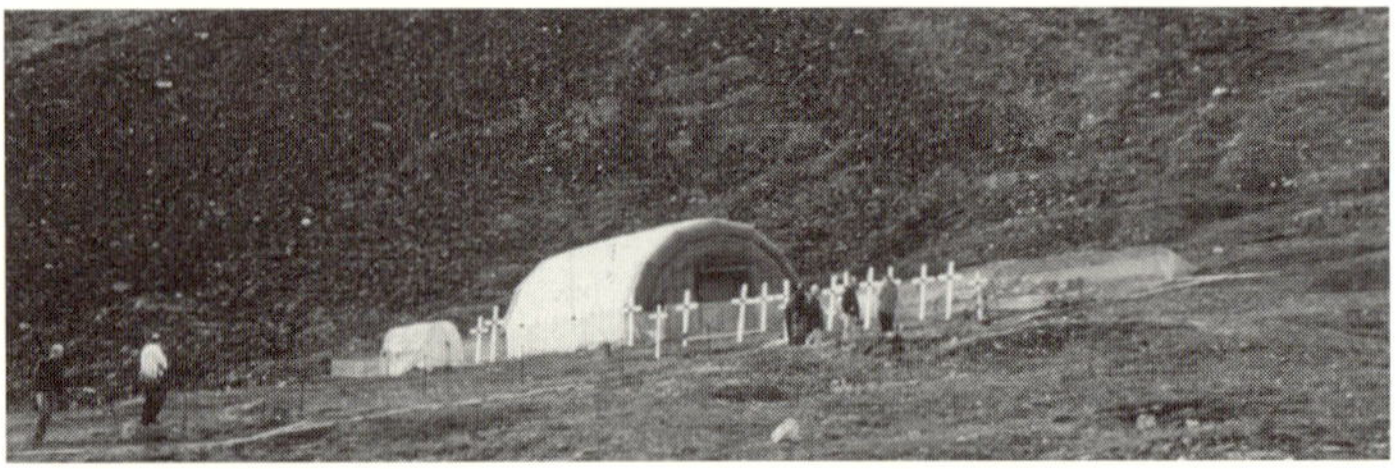

図 14–1　ノルウェー北方のスピッツベルゲン島にあるロングイェールビーンの教会附属墓地での発掘場所

て掘り出したとすれば、感染性を保持した１９１８年当時のインフルエンザウイルスが外に漏れ出てしまうかもしれない、という深刻な問題が出てきた。研究者たちの見解としては、そのようなことが起こる可能性は極めて低いということで一致していたが、絶対に起こらないとは誰も言い切れなかった。すでに複雑に肥大化した調査隊は、調査隊員全員と環境の安全を守るために、さらにバイオセーフティーとバイオセキュリティーの方策を考慮に入れる必要が出てきた。

薬剤シャワーと汚染除去シャワーつきの空気注入式移動手術用テントによって、墓地の作業領域はすべて覆われ、全員がマスクと防護服を身につけた。ロングイェールビーンに住む地元の人たちは、丘の中腹を冷凍庫や機材などがつまった輸送用コンテナーが引きずられていく様子を見ながら、間違いなくわれわれを気が狂った科学者集団であると思っていただろう（**図14－1**）。

もう一つの予防措置として、もしも誰かが組織採取の際にウイルスに暴露されてしまった場合に備え、抗インフルエンザ薬であるタミフルを持参していた。墓地の掘削が始まってすぐに、地面を掘っていた人が最初の棺桶を壊してしまった。計画していた安全対策に従って、彼にはすぐタミフルが投与されたのだが、次の日の朝、彼はひどい胃痛と吐き気を訴えた。彼は棺桶から何かを放出してしまったのだろうか？　しかし、それはほとんどありえないことである。案の定、彼はすぐに正常に戻った。

結局、すべての注意深い計画や安全措置は全く必要ないということがわかった。実際には七つの棺桶は、永久凍土の活動層である地中の浅い場所に埋められていたため、79年もの間、毎年凍結と融解を繰り返していたことが判明したのだ。遺体の骨と脳組織、骨髄だけが残っていたが、脳組織と骨髄から探し求めていたインフルエンザウイルスの遺伝子情報を得ることはできなかった。いくつかの遺体は新聞紙で包まれており、そのページの日付は埋葬された日付と一致していた。どうやら地中レーダーは、木製の棺桶と遺体を検知することはできていなかったようである。当初、地中レーダーが検知した地下2メートルの場所にあった障害物は、おそらく永久凍土を掘り進むために墓掘り人夫が使用した発破用火薬だったのだろう。

用意周到に計画されて実施されたスピッツベルゲンでの調査研究は成果なく終わった。一方、それとほぼ同時期に、トーベンバーガーは、喉から手が出るほどほしかった検体を全く予想もしなかったところから入手したのだ。1918年のスペインかぜインフルエンザウイルスの遺伝子の一部を1997年に論文で発表していたのだが、その後、彼はサンフランシスコに住む退職した医師ヨハン・ハルチン（Johan Hultin，図14－2）から1通の手紙を受け取った。それは、1918年のインフルエンザで死亡し、永久凍土に埋葬されたアラスカ人の組織がほしいかどうかを尋ねる手紙だった。トーベンバーガーはこの幸運を信じることができなかった。さらにハルチンが、翌週アラスカへ行ってそれらの検体を手に入れてこようと言ってくれたので、トーベンバーガーは大喜びだった。

ハルチンはトーベンバーガーと同じ情熱にかられていた。なぜ1918年のインフルエンザがそれほど多くの若者をあっという間に殺したのか、その理由を知りたいという情熱である。46年前にハル

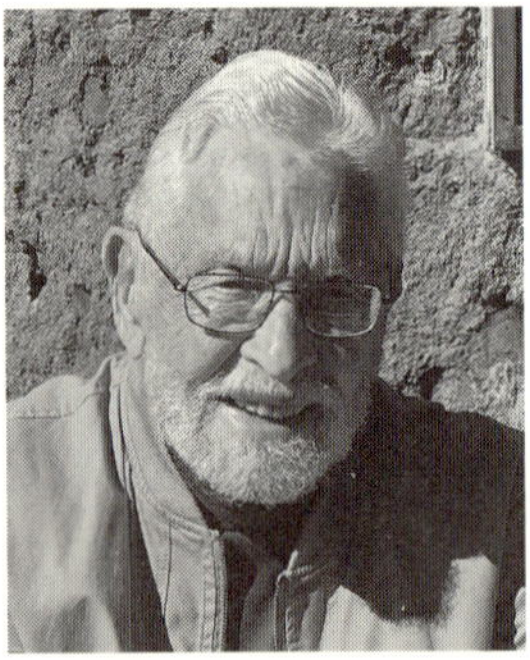

図14-2　ヨハン・ハルチン

チンがアイオワ州立大学の大学院生であった頃、彼は1918年のインフルエンザウイルスを分離するために結成されたアラスカへの調査研究隊の一員であった。時は1951年6月、アイオワ州立大学の研究者だったハルチン、ロバート・マッキー、ジャック・レイトンは、シューアード半島のブレビック伝道所(Brevig Mission on Seward Peninsula〔1900年、アラスカ先住民イヌイットの小さな漁村に設立されたキリスト教ルター派の伝道所〕)で遺体を掘り起こすためにアラスカに飛び、アラスカ大学の考古学者オットー・ガイスト(Otto Geist)と落ち合った。永久凍土に埋葬されていた1918年の犠牲者から肺の検査材料が採取された。これらの検体は凍ったまま大学へ送られたので、ハルチンはインフルエンザウイルスの分離に成功するだろうと確信していた。しかし物事はそううまくは運ばなかった。アラスカで得られた検体をニワトリの発育鶏卵に接種したが、1918年のウイルスは全く増殖せず、研究チームの試みは完全に失敗してしまったのだ(図14－3)。

　このイヌイットの小さな漁村における1918年のインフルエンザ流行は、隔離された地域社会において、スペインかぜインフルエンザがどれほど致死的だったのかを示す典型的な例であった。1918年11月、アラスカではインフルエンザ患者が発生したすべての船は隔離されたのだと、ハルチンは私に教えてくれた。当時、1隻の郵便船がノーム(Nome)に停泊して郵便物を下ろしたのだが、その船ではインフルエンザ感染の報告はなかった。しかし、おそらく船に乗っていた誰かがインフルエンザ感染の初期段階にあったのだろう。というのも、犬ぞりの馭者がブレビック伝道所へ向かう

100キロメートルの道のりの途中、昏睡状態で発見され、そのあと重症のインフルエンザで死亡したからである。彼は「モンスターウイルス」をその地域に持ち込んでしまい、ブレビック伝道所地区では80人中72人が死亡した。生存者の大部分は子どもだった。飢えた犬たちが、インフルエンザで死亡した両親の遺体を食べている家の中で、子どもたちの生存が確認されたという悲惨な記録がある。

1997年当時、ハルチンはブレビック・ミッション［1969年からアラスカ州ブレビック・ミッション市］の共同墓地のどこにそれらの遺体が埋葬されていたかを正確に覚えていた。トーベンバーガーのために検体採取を引き受けた1週間後には、妻の剪定ばさみ(これが彼のたった一つの装備だった)を荷物につめ、アラスカへと飛び立った。ハルチンは、46年前に彼が遺体を掘り起こしたことを聞き知っている村の女性族長と会い、次いで村長を訪問して共同墓地を掘り起こす許可を得た。村は掘削作業を手伝うために4人の若者を貸してくれた。

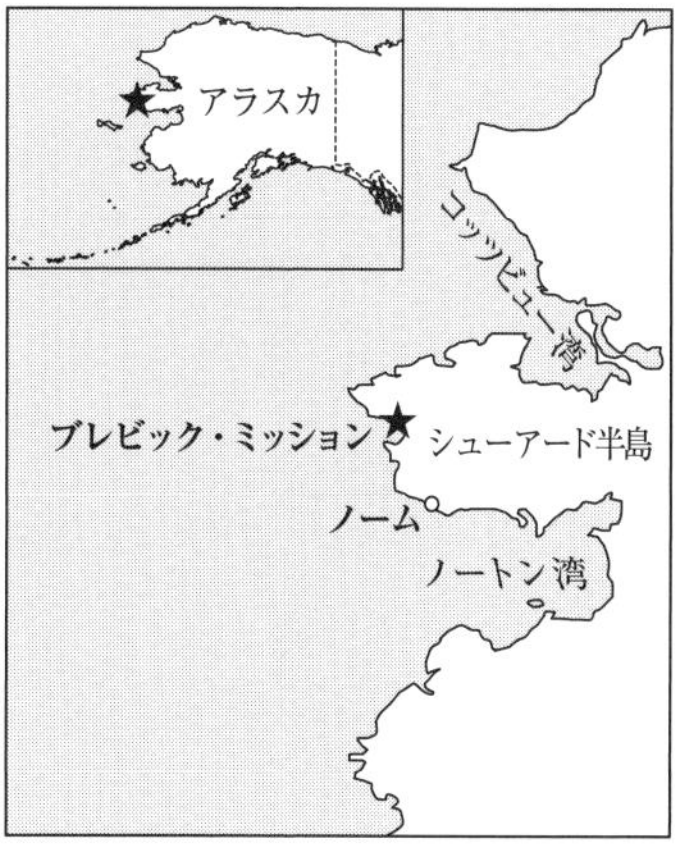

図 14-3 アラスカのブレビック・ミッションとノームの位置

彼らは2メートル以上の深さまで永久凍土を掘り下げていき、予想した場所で遺体を見つけた。そのルーシーと名づけられた20歳代半ばの肥満した女性の遺体から、血液が充満した肺の組織検体を得ることができた。最適な状態で凍結保存されていたのだ。

彼らはさらに、ルーシーよりも少し保存状態のよくない遺体からも検体を採取した。すべての検体がグアニジウム・イソチアネート(Guanidinium thiocyanate, 遺伝子を壊さずにインフルエンザウイルスを不活化する薬剤）溶液の中に浸された。墓を再び閉じた後、ハルチンは高さ3・3メートルと2・1メートルの二つの十字架を立てた――二つの墓の目印にするためと、貴重なサンプルを提供してくれた2人の栄誉を称えるために。サンフランシスコに戻った後、彼は検体をいくつかの断熱ボックスに分けて入れ、念のためにいくつかの方法（フェデックス、郵便、UPS宅配便）でワシントンDCに発送した。トーベンバーガーはすべての検体を無事に受け取り、ルーシーの肺組織から1918年のスペインかぜインフルエンザウイルスの全長にわたる遺伝子塩基配列を知ることができたのだ。

ブレビック伝道所地区での調査研究の成功と、スピッツベルゲンでの失敗が比較されてしまうのはやむを得ない。どんな研究計画にも、ある程度の運というものがからんでいる。計画が開始された当初は、どちらの調査研究も同じ確率で成功する見込みがあった。ただ、ブレビック伝道所地区では遺体が永久凍土に深く埋められていたのに対して、スピッツベルゲンではそうではなかっただけなのだ。おそらくスピッツベルゲンでの調査で得られた最も有用な情報は、空腹時にタミフルを服用するとひどい胃痛を引き起こすということだった！

このように1918年のスペインかぜインフルエンザウイルスの遺伝子塩基配列はすべて判明したわけだが、スペインかぜインフルエンザが、なぜそれほどに致死的だったのかという問いに関するすべての解答が得られたのだろうか？　残念ながら、答えは「ノー」である。ウイルスの遺伝子情報だけでは不十分だったのである「アラスカの埋葬者を死亡させたウイルスは、遺伝子変異によって病原性が増悪して第2波の大流行を起こしたウイルスであったと考えられる（第1章参照）。軽微であった第1波のウイルスについての遺伝情報は未だなく、どのような遺伝子変異が病原性を増悪させたのかは大きな謎として残された」。

第15章　1918年のスペインかぜインフルエンザウイルスの蘇生復活

1918年11月、アラスカのブレビック伝道所でスペインかぜインフルエンザによって死亡し、永久凍土に埋葬されていた女性患者の肺組織が、ヨハン・ハルチンによってジェフリー・トーベンバーガー(図15–1)に提供され、1918年のスペインかぜインフルエンザウイルスの遺伝子塩基配列がすべて明らかになった。得られた遺伝情報から、1918年のパンデミックウイルスと他のインフルエンザウイルスとの遺伝的な関連性といった一部の特徴を推定することが可能となった(第14章参照)。しかしその一方で、ウイルスの遺伝子配列の情報から、スペインかぜインフルエンザウイルスがなぜあっという間に広がり、そこまで致死的だったのか、なぜ幼児や高齢者ではなく若い成人を選択的に殺したのか、といった重要な謎を解明することはできなかった。そのような疑問を明らかにするには、スペインかぜインフルエンザウイルスの遺伝情報が規定するそれぞれの部品を組み立てて、1918年のスペインかぜインフルエンザウイルスそのものを再び作り上げることが必要であった。しかし、疫学史上、最も致死的な病原体の一つを元通りに復活させようとするトーベンバーガーたちの試みは、大きな論争を巻き起こすこととなった。

公衆衛生関係者グループの反応は素早かった。すでにその感染症分野の幹部は、1918年のパンデミックウイルスの遺伝子塩基配列の情報は、絶対に公表するべきではなかった、と強く主張していた。なぜなら、1918年のスペインかぜインフルエンザウイルスの遺伝情報は、このウイルスをバ

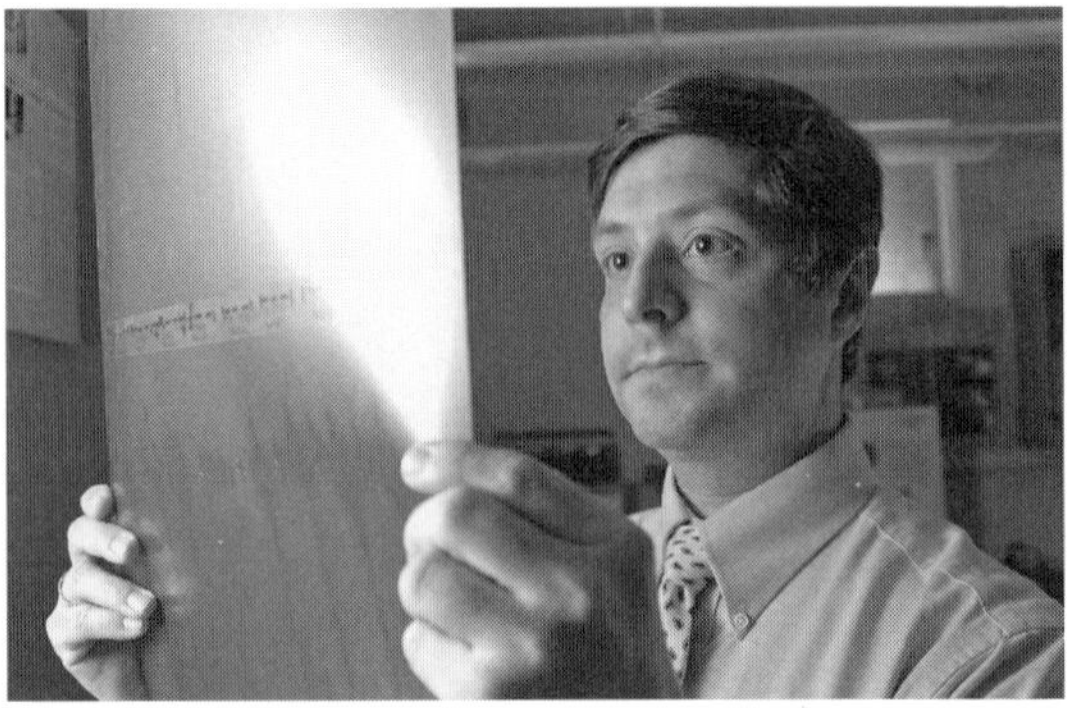

図 15-1　1918年のスペインかぜインフルエンザウイルスの遺伝子配列の結果を示すオートラジオグラフ（放射線像）を解読するジェフリー・トーベンバーガー

イオテロリズムや生物兵器として使用しようとする恐ろしい企図に対して、この「殺人ウイルス」を再びこの世に蘇らせるための設計図を提供することになりうるからである（第16章）。そのウイルスの毒力が、第一次世界大戦の最終局面におけるドイツ軍の敗北に深く関与していたことはすでに証明されていた。その他の懸念事項としては、ウイルスによる実験従事者の感染事故や、不注意で実験室における病原体の封じ込めが破られ、ウイルスが実験室内から外部へ漏れ出てしまうリスクがあった。

これらの懸念事項については、論文の著者や米国保健福祉省長官の諮問委員会によって、論文の公表前に慎重に検討された（これは国家の安全保障問題であると判断され、合衆国政府による許可が必要だったのだ）。米国国家バイオセキュリティー科学諮問委員会（National Science Advisory Board for Biosecurity, ＮＳＡＢＢ）は、生物科学、公衆衛生、バイオセキュリティー、法律、国家安全、バイオセーフティーといった幅広い分野の専門家から構成されている。ウイルスの遺伝情報が不適切に使用されるリスクと、インフルエンザ・パンデミック対策に必要な情報を普及させることの利益とを天秤にかけて、ＮＳＡＢＢは満場一致で研究成果の公表を承認したのであった。

1918年のスペインかぜインフルエンザウイルスを、遺伝子操作技術を用いて人工的に再合成する研究の賛否についても徹底的に議論された。最終的にはNSABBを含む科学団体は、高度な安全対策がなされた実験施設において、よく訓練された信頼できる研究者たちによって行われることを条件に、1918年のスペインかぜインフルエンザウイルスを作出する実験を認めるとの結論に至った。わかりやすく言えば、スペインかぜインフルエンザウイルスの遺伝子情報に基づいて、この生きた「殺人ウイルス」を再び作り出し、その性状解析などの研究を進めることによってのみ、なぜスペインかぜインフルエンザウイルスがそれほどまでに致死的だったのか、という最大の謎を解き明かすことが可能であると判断されたのだ。そしてそのメカニズムの解明が、将来起こりうる致死的なインフルエンザウイルスの出現に対応して、リスク評価方法の確立や公衆衛生上の適切な防護策を講じるために、極めて重要な情報を提供することになるのだ。

この研究に関わる研究者自身のウイルス感染を防ぐために、ワクチンが開発・準備され、また少なくとも一つの抗ウイルス薬がすぐに使えるように開発された。スペインかぜインフルエンザウイルスを扱う研究者を感染から守り、さらにはウイルスを完全に封じ込めるために、厳重で詳細なガイドラインが、実際の実験実施施設であるアトランタの米国疾病管理予防センター（CDC）によって作成された。研究者は高性能フィルターつきの保護マスクと防護服を着用した。実験室内のすべてのもの――空気、廃棄物、廃水に至るまで――は、フィルターを通すかオートクレーブ（高圧加熱滅菌）をした後でないと、実験室外へは一切出せなかった。研究者は、実験室を退室する際には最初に薬品シャワーで洗い、それから防護服を脱いで、さらにシャワーを浴びながら身体中を徹底的に洗った。

まず2種類の1918年のスペインかぜインフルエンザウイルスが作製された。その一つは、8本すべての遺伝子分節が1918年のスペインかぜインフルエンザウイルスに由来しており、スペインかぜインフルエンザウイルスの完全なコピーである。もう一方は、1本の遺伝子分節は同じスペインかぜインフルエンザウイルスの8本の遺伝子分節のうちのいずれかに由来するが、残りの7本の遺伝子分節は病原性の低い別のH1N1インフルエンザウイルスに由来する、8種類の遺伝子分節再集合(交雑)ウイルスである。これらすべてのさまざまなH1N1亜型ウイルスをマウスとフェレットに感染させ、増殖能力を調べたところ、これらのすべてのウイルスは動物の体内で非常によく増殖でき、また高熱を発して死亡する動物も認められた。

結果は極めて明快で、スペインかぜインフルエンザウイルス由来の遺伝子分節を一つでも有する交雑ウイルスは、病原性の低い元のH1N1ウイルスよりも強い病原性を示したのだ。なかでも最も致死性の高いウイルスは、1918年のウイルスの8本すべての遺伝子分節を有する完全なスペインかぜインフルエンザウイルスであった。これらの結果から、スペインかぜインフルエンザウイルスの8本すべての遺伝子分節は、それぞれ単独でも明らかに毒性を示す要素を含んでいたのだが、それらすべての分節をあわせもったウイルスの病原性が最悪であり、これが1918年に出現したスペインかぜパンデミックの原因となったスーパーウイルスということになる。霊長類においてもマウスとフェレットと同様の結果が得られるかどうかを調べるために、河岡義裕の研究グループは、右記の実験と同じレベルの厳重な安全対策のもとで[実際には、河岡のグループは最も封じ込め度の高いBSL-4施設で実験を行ったが、米国CDCでは1段階封じ込め度の低いBSL-3で行われた]1918年のH1N1亜型のスペインかぜインフルエンザウイルスを人工的に作出して、そのウイルスをカニクイザル(Cynomolgus macaques[学名 *Macaca fascicularis*])に投与した。ウイルスを感染させたすべてのサルは、非常に重篤な症状を示したため、感染8日後に安楽死させられた。興味深いことに、このウイルスはサルの呼吸器(鼻、喉、肺)ではよく増殖したが、呼吸器以外の臓器へは広がらなかった(これに対して、H5N1亜型の高病原性鳥インフルエンザウイルスの一部は、カニクイザルでは呼吸器から血流を介して全身の多くの臓器に感染を広げた)。

これらの研究は、すべてのインフルエンザウイルスが鳥類からやってくるというわれわれの説を裏づけるものであった。すなわち遺伝子解析の結果は、1918年のH1N1亜型スペインかぜインフルエンザウイルスがもつ各遺伝子分節の由来が、ある古いH1N1亜型鳥インフルエンザウイルスにあることを示しており、それは現在、ヒトの間で蔓延しているH1N1亜型のインフルエンザウイルスとは全く違っていたのである。また、スペインかぜインフルエンザの重症化が、1918年のウイルスの各遺伝子分節が担うさまざまな構成要素が組み合わされた結果、引き起こされたことがわかった。これらの重症化に寄与する構成要素は、宿主の防御システムの何カ所かを攻撃するものであった。

インフルエンザウイルスのような病原体に対抗するために、宿主となる生体側は多くの防御線を有しており、これらの防御線には侵入者への攻撃を仕掛ける免疫細胞(白血球)が含まれる。防御の第一線では、侵入者を殺すための生理化学物質の一斉射撃が起こるのだが、このような化学物質の1番手がインターフェロンである。インターフェロンは、ウイルス増殖の阻止や免疫応答の活性化およびウイルス感染細胞を破壊する機能などをもつサイトカインの一種である。とくに、宿主細胞やウイルスによるタンパク質の合成や、RNA(インフルエンザウイルスの遺伝物質である)の合成を阻害する。またインターフェロンは何百種類ものタンパク質の合成を誘導しており、そのうちのいくつかのタンパク質はさらに広範な免疫反応の誘導に関与している。第2章で述べたように、インフルエンザ感染によって起こる発熱、頭痛、筋肉痛などは、これらの化学物質によって引き起こされるものである。そして、もしそのような生理化学物質が過剰に分泌されると、生体にとっては極めて強い毒性が発揮されて、多臓器不全などの組織障害を引き起こすのだ。

次に、生体は侵入者の表面にしっかりと結合する抗体を産生し始める。これらの抗体は、細胞外に分泌された多くの生理化学物質とともに、体内の「清掃屋」であるマクロファージが侵入者を捕食して消化するのを助ける。有効な量の抗体が産生されるまでには3日間から5日間程度を要する。そのため、健康なヒトが軽微なインフルエンザウイルスに感染した際には、病気から回復するまでに3日間から5日間くらいかかってしまうのだ。一度、あるインフルエンザウイルスに感染すると、体内の免疫システムはどのようにしてそのインフルエンザウイルスに対する抗体を産生するのかを、終生覚えている。この現象は「免疫記憶」と呼ばれる。そのため、1918年のスペインかぜインフルエンザからの回復患者（生存者）の免疫システムは、それから約60年後に起こった1977年のH1N1亜型「ソ連かぜインフルエンザ」パンデミック［スペインかぜインフルエンザウイルスの子孫は季節性インフルエンザとして1957年までの40年間流行を繰り返していたが、1950年の流行ウイルスが1977年に再出現して世界中に流行を起こした］、および91年後に起こった2009年の（H1N1）2009パンデミック（第12章参照）の際に感染を受けた場合には、ただちに反応して十分な抗体を早期に産生することができたのであった。そのために、1918年以前に生まれていた年齢層では重症患者や死亡者はむしろ少なかった。

ところで、なぜ1918年のスペインかぜインフルエンザウイルスの感染によって、あれほど膨大な数の犠牲者が出てしまったのであろうか？　前述の人工的に作製したスペインかぜインフルエンザウイルスによる動物実験の研究から、このウイルスは感染動物の呼吸器で非常によく増え（マウスの場合、他のH1N1亜型ウイルスに比べて最大100倍も増殖効率が高い）、ヒト肺の培養細胞においても極めてよく増殖した。このように、ウイルスが高い効率で増殖することによって、肺サーファクタント（呼吸の際に肺胞を膨らませるための表面活性物質）や抗ウイルス作用をもつ何十種類もの生理化学物質（サイトカインなど）を分泌する呼吸器の細胞上皮が大きな損傷を受けた。そのような大量のウイルス増殖に反応して、体内では大量のサイトカインが無制御に過剰分泌され、「サイトカインストーム」と呼ばれる反応が引き起こされた。大量のサイトカインの分泌は、ウイルスを殺すための毒性だけでなく、自分自身の体に対しても強い毒性を示してしまうのだ。そのため、スペインかぜインフルエンザウイルスに感染した人々の体内では、呼吸器における大量のウイルス増殖による直接的な強い組織障害に加えて、本来は感染防御に働くサイトカインの過剰反応によって、自分自身のさまざまな臓器・組織を破壊してしまったのだ。それらが組み合わさった結果、肺の出血や中枢神経の損傷が起こり、多臓器不全によって死亡したのである。患者の肺は肺出血とともにサイトカインストームの結果分泌された大量の滲出液で満たされ、そのため酸素欠乏状態となった患者の皮膚はチアノーゼを起こして青色に変色し、患者は最終的には溺死状態で死んでいったのだ。

インフルエンザウイルス研究者は、病原性の低い普通のインフルエンザウイルスが、1918年第2波のパンデミックの原因となったスペインかぜインフルエンザウイルスがもつある特定の構成要素を獲得したときに、「殺人ウイルス」に変化することを発見した。これらの構成要素とは、ヘマグルチニン（HA）、ノイラミニダーゼ（NA）、PB1ポリメラーゼ、NS1タンパク質である。1918年に第1波の流行を起こしたH1N1亜型ウイルスが、第2波の致死的なウイルスに変化するにあた

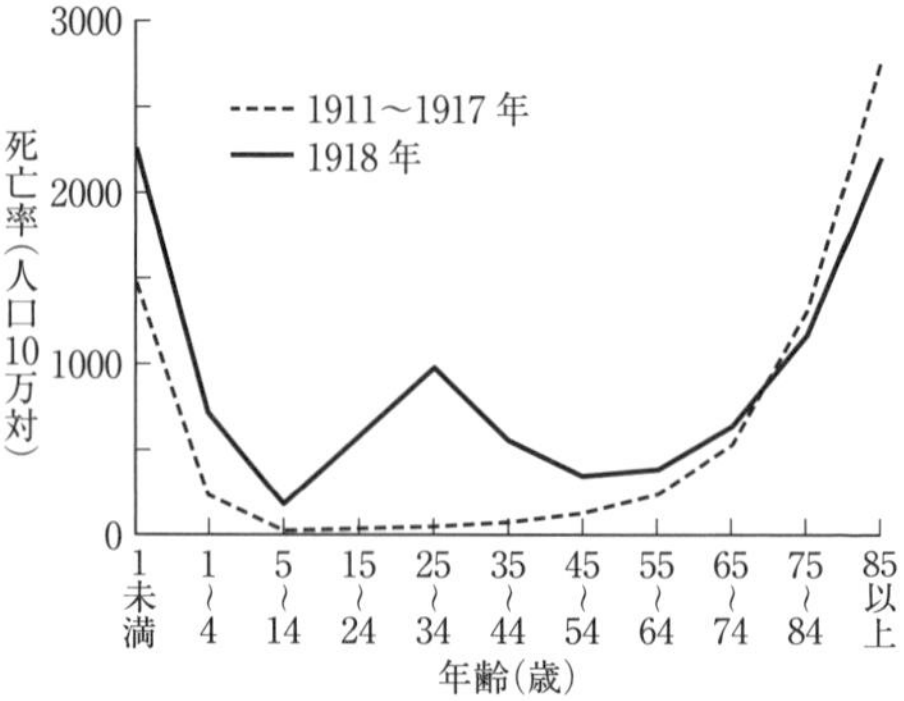

図 15-2 1918年のスペインかぜインフルエンザによる死亡率曲線．W型のカーブを示す．1918年スペインかぜインフルエンザは，それ以前およびそれ以降のパンデミックと異なり，25〜34歳の年齢層において非常に多くの犠牲者を出した．参考文献：R. D. Grove and A. M. Hetzel, Vital Statistics Rates in the United States: 1940–60; F. E. Linder and R. D. Grove, Vital Statistics Rates in the United States: 1900–1940

り、これらの構成要素の複合的な影響については未だ完全には明らかにはなっていない。しかし、小さなNS1タンパク質と、PB1遺伝子にコードされているとくに小さいタンパク質PB1-F2が、宿主の抗ウイルス応答を阻害することが判明している。これは感染患者のインターフェロン産生能力を減少させるという結果をもたらす。全体として見ると、「殺人ウイルス」であったスペインかぜインフルエンザウイルスは、死を招く遠隔操作者といえよう。それはまるで、安全装置（フットブレーキ、ハンドブレーキ、エアーバッグ）の制御が効かなくなったり機能が停止したりして、制御不能な状態で速度を増していくレーシングカーに乗っているようなものだ。当然の結果としてそれは死亡事故につながる。

1918年のスペインかぜインフルエンザについて未だにわからないのは、犠牲者の半数が20歳から40歳の若年成人層だった理由だ。季節性インフルエンザにおける年齢別の死亡率のグラフは、幼児と高齢者で死亡者が多いことを示すU型カーブであるのに対して、1918年のパンデミックでは、死亡率グラフはW型カーブを描く（図15-2）。私は個人的には、免疫などの防御機能が十分に発達しており体力のある働き盛りのこの世代では、外からのウイルスの攻撃に対して、体がより早くより強く反応してしまうため、かえって体内でウイルスの破壊的な大量増殖が起こり、他方ではウイルスと戦うための生理化学物質の過剰な分泌応答（サイトカインストーム）が組み合わさることによって、死亡する可能性が高まってしまうと推定している。もう一つの仮説は、1918年に死亡した20歳から40歳の人々の多くが子どもの頃に、1890年から1891年にかけて世界的に流行していた旧ロシアかぜインフルエンザ（Russian Flu, H3N8亜型またはH2Nx亜型と推定される。後者のNA亜型は不明）に感染しており、このウイルスに対する免疫記憶を獲得していたというものだ。この旧ロシアかぜインフルエンザウイルスとスペインかぜインフルエンザウイルスとの間には、HA亜型は異なってはいるが、一部の抗原エピトープ（抗原性を規定する部位）が共通していたという。そのために、28年後に同じエピトープをもつスペインかぜインフルエンザウイルスに暴露されたとき、彼らの免疫系は過剰に反応し、その結果サイトカインストームが起きて死に至ったのかもしれない。しかしながら、私は（個人的には）この仮説が間違っていることを願っている。なぜならその説は、現在精力的に研究されているユニバーサル・ワクチン（universal vaccines, すべての亜型、すべての抗原変異ウイルスに有効な理想的なワクチン、第17章）にとって都合の悪いメカニズムだからだ。

1918年には、ウイルスの最初の攻撃を生き延びた感染者のうちの多くが細菌の二次感染によって死亡した。当時、抗生物質はまだ存在しなかったので、細菌感染が死亡原因の多くを占めていた。1918年当時、インフルエンザはヘモフィルス・インフルエンザエ（インフルエンザ菌、第1章参照）と呼ばれる細菌によって起きたと信じられていたが、その後の研究によって病原体はウイルスであることが判明した。さらに、スペインかぜインフルエンザウイルスと細菌の感染が組み合わされることによって、より致死的になることもわかった。スペインかぜインフルエンザウイルスが宿主の防御機構を巧みに操作して抑制したために、細菌性肺炎がなんの抵抗も受けることもなく猛威をふるうこととなったのだ。

ある神経系疾患の発生頻度が、1918年のスペインかぜインフルエンザの罹患歴と関連しているかどうかが議論されている。1918年のパンデミックの後には、パーキンソン病や嗜眠性脳炎の発生が増加したことが知られていたが、これらの病気の発生状況とインフルエンザウイルス感染との関連性を示す科学論文が1982年に発表された。しかし、人工合成したスペインかぜインフルエンザウイルスを用いて行ったマウス、フェレット、サルの感染実験では、すべてのウイルスは呼吸器でしか増殖しなかった。これらのウイルスが、血流に乗って脳を含む他の臓器に広がったという証拠はなかった。

とはいえ、マウス、フェレット、サルはヒトではないし、さらに1918年のインフルエンザで影響を受けた数千万人の人々と比べて、比較的少数の動物しか試していないということを言い添えておく必要があるだろう。私は、ごく一部の人ではインフルエンザウイルスは脳にも広がり、インフルエンザから回復した後に、神経症状を引き起こしたかもしれないと考えている。それに関連する遺伝的背景の違いについてはよくわかっていない。しかし、2002年の末以来、世界各地で流行を続けているH5N1亜型の鳥インフルエンザウイルスの少なくとも一部のウイルス株は、マウスの呼吸器から脳に広がること、またこれらのマウスの脳における病理変化は、パーキンソン病に関連する脳の変化とよく一致することが判明している。そのような影響は、第一次世界大戦終結時の米国大統領ウッドロウ・ウィルソンの理解しがたい行動を説明しているかもしれない。パリでの和平交渉で、当初ウィルソン大統領は、ドイツに屈辱を与え再起できないまでに破壊しようとするフランスの要求に対抗していた。しかし、途中でスペインかぜインフルエンザに罹患して重度な精神神経障害に苦しんだ後には、一変して態度を軟化させ、結局フランスの要求をすべて受け入れてしまったのだ(第1章参照)。

われわれは、スペインかぜインフルエンザウイルスを作出した結果として多くのことを発見することができた。しかし、さらなる研究がまだまだ必要である。このように致死的なウイルスが感染し、体内で増殖し、他の臓器に広がり、体内の防御機構を抑制したり過剰反応させたりすることを、効果的に阻害・制御する安全な薬剤を開発する必要がある。とくに、体内の免疫システムがウイルスに反応して、感染防御に働くとともに、宿主に対する強い自傷作用もあわせもつ生理化学物質を大量に分泌するサイトカインストームを、適切にコントロールする戦略を開発する必要がある。

パラフィンの塊に包埋・保存されていた感染兵士の一片の肺組織や、アラスカの永久凍土に埋葬されていた犠牲者の肺から、組織に含まれるウイルス遺伝子の小さな断片を取り出して、スペインかぜインフルエンザウイルスの全長の遺伝子塩基配列を解明したことは、科学の世界における探偵作業の最高傑作だった。トーベンバーガーと彼のチームによるこの偉業は、ある本の何冊分かのコピーをシュレッダーにかけ、再びその紙の断片をつなぎ合わせて完全に元の小説に作り上げるような非常に忍耐のいる作業によるものだった。ごちゃ混ぜになった混沌状態から重複している「文字列」の断片が引き出されてゆき、そのうち重複する意味のある文章が少しずつ現れてきた。この巨大な暗号解読の仕事には9年間もかかったが、スペインかぜインフルエンザウイルスの致死的な性質を理解するために必須な手がかりをもたらしてくれたのである。

第16章　パンドラの箱を開ける

１９１８年のスペインかぜインフルエンザウイルスを復元させた研究は、科学者たちが想像の及ばないほどの力をもってしまったことを示した。今やわれわれ科学者は、ウイルスの遺伝子ＲＮＡから感染増殖力をもつ完全なウイルスを作り出せる。また、ウイルス遺伝子に適当な変異を導入することによって、非病原性インフルエンザウイルス（たとえば渡り鳥から分離されるウイルス）を、高い伝播力と病原性をもつ「殺人」ウイルスに変えることが可能である。だが、そのような研究をすべきなのか？それはまさに、パンドラの箱を開けて災いを解き放つようなものではないか？

１９１８年のスペインかぜインフルエンザウイルスは、人類史上最も致死性の高い病原体の一つと考えられている。スペインかぜインフルエンザの流行では、当時の世界人口（18億人）の少なくとも30パーセント（5億４０００万人）が感染し、そのうちの５パーセント（２７００万人）以上が死亡したと推定されている（1億人を超えるとの推定もある）。パンデミックのピーク時、世界のあらゆる都市で都市機能が低下し、犠牲者の収容作業も難航した。それゆえ、これまでに述べた二つの鳥インフルエンザウイルス（Ｈ5Ｎ1亜型とＨ7Ｎ9亜型）のいずれかが、ヒトからヒトへ伝播する能力を獲得した場合には、どのようなことが起きるのかを想定しておかねばならない。Ｈ５Ｎ１は感染患者の50パーセント以上を、Ｈ７Ｎ９は同じくおよそ40パーセントを殺している。

Ｈ５Ｎ１亜型の高病原性鳥インフルエンザウイルスが香港で最初に検出されてから20年が経過して

いるが、このウイルスは未だに中国、ベトナム、インドネシア、カンボジア、バングラデシュ、エジプトの家禽間で流行し続けている。さらにこのウイルスは、主に生鳥市場において家禽からヒトに感染し、散発的な感染爆発を引き起こしている。この原稿の執筆時点で、８５９名がＨ５Ｎ１ウイルスに感染し、そのうちの４５３名が死亡している。一方、２０１３年に上海で初めて検出されたＨ７Ｎ９亜型の低病原性鳥インフルエンザウイルスは、その発生が中国国内に限られているものの流行は続いている。Ｈ７Ｎ９では１５６７名が感染を受け、そのうちの６２０名が死亡している。後者のウイルスは、Ｈ５Ｎ１に比べてヒトからヒトへ伝播する能力を獲得する可能性が高いとの遺伝子的特徴と動物実験の成績が報告されている。しかし幸いなことに、今のところそのような能力を獲得するには至っていない［153頁の訳者コラム2参照］。

多くの人々が養鶏産業に従事しているにもかかわらず、鳥インフルエンザウイルスには感染しておらず死亡してもいない。そのことからヒトにおける致死率の高さを説明するのは難しい。また、一部の人々については鳥インフルエンザウイルスに対する感受性がとくに高いのか否か、という最も重要な問題がある。人類のある一部の人は、遺伝的に感染しやすいのか？　この問いに対する回答は未だ得られていない。しかし、日進月歩で進むヒトゲノム解析から、間もなくその答えが見つかるかもしれない。私は鳥インフルエンザに遺伝的により罹患しやすい人が存在すると信じている。その一方で、突然変異と遺伝子交雑を絶え間なく繰り返すインフルエンザウイルスは、ヒトがもつ防衛機構を回避するように変化し、その結果１９１８年のスペインかぜインフルエンザのように、ほとんどの人が感受性をもつようになると考えている。

しかし、そもそも鳥インフルエンザウイルスはヒトからヒトへ伝播する能力を獲得できないとの楽観論が広まっている。「20年間も起きなかったのだから、もう今後も起きることはあるまい」。それが一般的な考え方だ。一部の科学者も過去のインフルエンザの流行史から（たかだか100年足らずの科学的歴史しかないにもかかわらず）、ヒトの世界でパンデミックを起こすのは、H1、H2、H3の三つの亜型に限られると指摘していた。したがって、ヒトの世界で問題となるインフルエンザの流行は、これら三つの亜型のウイルスが繰り返し起こすのであって（抗原循環説）、H5やH7などの他の亜型については心配する必要はないというのだ。

鳥インフルエンザの危険性に対する無関心の広がりと、危惧されるパンデミック出現への対応準備の後退が憂慮されてきた。そこで、米国国立衛生研究所とWHOは2006年に、現在流行中のH5N1亜型の鳥インフルエンザウイルスは、果たしてヒトからヒトへ伝播する能力を獲得することができるのか否かを明らかにする研究の推進を後押しした。この種の研究では、鳥インフルエンザウイルスの遺伝子を故意に改変させた場合に、これらの変異ウイルスがヒトのモデルであるフェレットに対して感染性を獲得・増強したか、フェレット体内での高い増殖効率と病原性を保持しているか、さらに感染した動物から他の動物へ伝播する新たな能力を獲得するか否かを調べることになる。このような実験手法を「機能獲得型（gain of function, GOF［遺伝子操作などによってある生物やタンパク質などに新たな機能を持たせるような］）」実験と呼ぶ。この研究における具体的な目標は、別々のケージに入れられた2匹のフェレットの間で飛沫感染による伝播を起こすような、変異したH5N1インフルエンザウイルスを作出することであった。

二つの研究グループがこの研究課題に取り組んだ。一つはオランダ・ロッテルダムのエラスムス医療センターのロン・フーシェ（Ron Fouchier）のグループで、もう一つは米国ウィスコンシン大学の河岡義裕のグループであった。フーシェのグループは、２００５年にインドネシアの感染患者から分離されたＨ５Ｎ１亜型の高病原性鳥インフルエンザウイルスを、フェレット間で伝播できるように改変した。彼らはまず、部位特異的変異導入(Site Directed Mutagenesis)と呼ばれる遺伝子操作手法で、ウイルスＲＮＡにさまざまな変異を加えた。これによりウイルス遺伝子がもつ遺伝情報が変化し、鳥インフルエンザウイルス由来の変異ウイルスのあるものは、哺乳類であるフェレットでよく増殖するようになった。続いて彼らはこのウイルスをフェレットに経鼻感染させた。感染後4日目にフェレットからウイルスを回収し、さらに別のフェレットに感染させた。この操作を10回繰り返した(これをウイルスの継代という)。この継代実験によって最終的に得られたウイルスは、距離を置いて別々のケージに入れた2匹のフェレットの間で、飛沫感染により伝播できるように変化していることがわかった。

一方、河岡のグループでは、２００4年にベトナムの感染患者から分離されたＨ５Ｎ１亜型鳥インフルエンザウイルス由来のＨＡ遺伝子を保有する遺伝子交雑ウイルスを使った。この交雑ウイルスは、ＨＡ遺伝子分節がＨ５Ｎ１亜型の鳥ウイルス由来であり、残りの7本の遺伝子分節が２００９年にパンデミックを起こした(Ｈ１Ｎ１)２００９ウイルス(現在も季節性インフルエンザとして毎年流行している)由来である。彼らは初めにＨ５Ｎ１ウイルスのＨＡ遺伝子に、無作為的に変異を導入してさまざまな変異ＨＡ遺伝子を作った。続いてこれらの変異ＨＡ遺伝子を用いて前述の要領でＨ１Ｎ１ウイルスとのさまざまな交雑ウイルスを作出し、それをフェレットの鼻から感染させた。これらの交雑ウイルスは、飛沫感染によって別々のケージに入れた2匹のフェレットの間を伝播できることがわかった。

両研究はいずれも、１９１８年のスペインかぜインフルエンザウイルスを復元させた研究と同様に、厳しい実験ガイドラインを遵守し、さまざまな安全装置の備わった高度安全実験施設で実施された。

この研究に従事した科学者たちは、H5N1ウイルスに対するワクチンの予防接種を受けて、完全な防護具を装着したうえで実験を実施した。

この二つの研究により、H5N1ウイルスに人工的な変異を加える、あるいはヒトで流行中の他のウイルスと遺伝子分節を交換した交雑ウイルスを作出するという自然界でも容易に起こりうる機序によって、H5N1亜型の鳥インフルエンザウイルスが哺乳動物であるフェレットに感染でき、その体内で効率よく増殖し、さらにフェレット間の飛沫感染で伝播する能力を獲得できることが示された。

このようなウイルスは、ヒト－ヒト間でも伝播する可能性が高い。これらの研究結果は、ごくわずかな遺伝子変異、おそらく少なくとも五つの変異によって、現在各地の鳥の間で流行しているH5N1亜型の鳥インフルエンザウイルスが、潜在的にヒトの間で伝播するパンデミックウイルスに比較的容易に変化できることを示している。

この情報は、パンデミック・インフルエンザウイルスが自然界でどのように誕生するのかを明らかにしてくれた。致死的な1918年のスペインかぜインフルエンザウイルスは、第一次世界大戦中に毒ガス兵器として使用された化学薬品に、ウイルスが暴露されたことで誕生したのかもしれない(第1章参照)。もしかしたら致死的なマスタードガスが、1918年のスペインかぜインフルエンザウイルスの直接の祖先になるウイルス(第1波の流行を起こした軽微なウイルス)に突然変異を引き起こしたのかもしれない。塹壕内に密集した兵士たちが、突然変異したウイルスに対してヒトからヒトへの伝播の場を提供していたのかもしれない。ヒトからヒトへの度重なる伝播を模倣したのが、フーシェのグループによるフェレットを使った変異ウイルスの10回に及ぶ継代実験である。

1918年のスペインかぜパンデミックは、おそらく鳥ウイルスそのものがヒトに感染・伝播するように変化したことで起こった。一方、それ以降のパンデミック（１９５７年のＨ２Ｎ２亜型のアジアかぜインフルエンザ、１９６８年のＨ３Ｎ２亜型の香港かぜインフルエンザ、２００９年のＨ１Ｎ１亜型の各パンデミック）では、１９１８年のスペインかぜインフルエンザウイルス由来のいくつかの遺伝子分節と、鳥ウイルス由来のヘマグルチニン（ＨＡ）とノイラミニダーゼ（ＮＡ）の遺伝子分節を含む遺伝子交雑ウイルスによって引き起こされた。これらパンデミックウイルスの遺伝子分節の再構成を模倣したのが、河岡グループの実験で使われた、フェレット間での飛沫感染伝播能力を獲得した変異Ｈ５Ｎ１ウイルスである。

世界の科学界が、フェレット間の伝播力を獲得した高病原性のＨ５Ｎ１ウイルスを実験室内で作製できるという事実を知ったとき、大論争が巻き起こった。２０１１年9月12日の月曜日、私は地中海のマルタ島で開催された第4回ヨーロッパインフルエンザ会議で、フーシェと一緒に朝食をとっていた。その間に彼は、とても興味深い実験結果をもっているので当日の朝の基調講演で紹介するつもりだと語った。私はその講演を聞いて、その知見がもつ非常に大きな衝撃を実感するとともに、隣に座っていたノーベル賞受賞者の免疫学者ピーター・ドーティー（Peter Doherty）に、科学者がパンドラの箱を開けてしまったと一般市民が騒ぐに違いないと言ったのを憶えている（**図16－1**）。

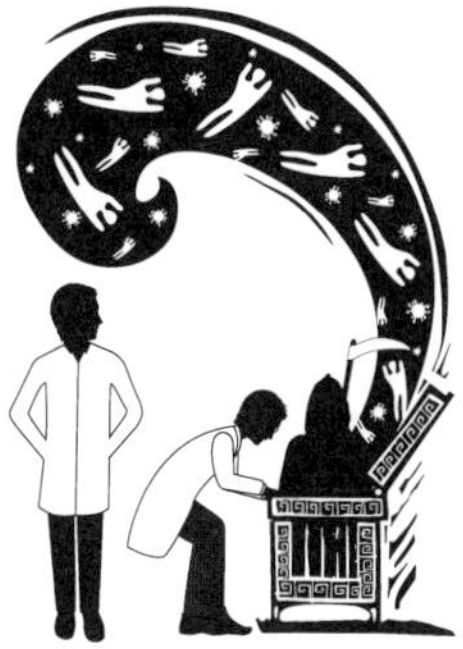

図16-1　パンドラの箱を開く……．エリザベス・スティーブンス（セント・ジュード小児研究病院生物医学コミュニケーション部門）作成

残念なことに一般の人は、このフーシェによる発表から、変異したＨ５Ｎ１ウイルスがフェレットからフ

ェレットに伝播するだけでなく、フェレットを殺すという認識を得てしまったのだが、これは間違いである。Ｈ５Ｎ１亜型の高病原性鳥インフルエンザウイルスがフェレットを殺すというのは別の研究から得られた結果であり、しかもＨ５Ｎ１ウイルスが気管内に直接接種された場合にのみフェレットは死亡したとの内容であったのだ。しかし、当日の聴衆の中にいた、冷静さを欠いた科学ジャーナリストが、ウイルスの伝播力と致死的な病原性との関連性を強調した記事を書いたことで、その「殺人ウイルス」の作製に対する一般の人々の関心が高まった。ついには大手新聞によって、科学者たちがバイオテロで使われる病原体を開発しているような記事が伝えられた。これによりこの研究に対する批判の嵐が巻き起こった。

河岡グループによるフェレット間で伝播するＨ５Ｎ１鳥ウイルスについての研究成果が科学誌上で発表された。この研究は、フーシェのグループとは独立に行われたものであるが、彼らによって示された「ヘマグルチニン(ＨＡ)遺伝子にほんの数カ所の変異が生じれば、Ｈ５Ｎ１鳥インフルエンザウイルスはフェレットからフェレットに伝播できるようになる」という研究結果を確認したものだった。Ｈ５Ｎ１鳥ウイルスが、フェレット間を伝播するように変化するために必要な遺伝子変異のいくつかは、現在流行を続けている、家禽とヒトに病気を引き起こすさまざまなＨ５Ｎ１亜型の鳥インフルエンザウイルス株のなかですでに見つかっている。ただし、必要とされるすべての変異を同時にもったウイルスは未だ存在していない、と河岡グループは指摘している。問題は、母なる大自然が五つの変異のすべてを揃ってもつＨ５Ｎ１ウイルスを作り出すのに、どれくらいの時間を要するかということだ。これらの研究によって、バイオテロと致死性ウイルスの偶発的な漏出に対する懸念が高まったのはもっともなことである。その一方でこれらの研究は、Ｈ５亜型やＨ７亜型の鳥インフルエンザウイルスが鳥の間で流行している限り、遅かれ早かれヒトに致死性を示すパンデミックウイルスが自然界からもたらされる、と警告しているのである。

この二つの研究は、科学研究に携わるすべての関係者が考えるべき非常に重要な問題を提起した。研究結果を公表するだけでなく、このように危険な研究を行うこと自体が適切なのか？　インフルエンザウイルスを研究している科学者たちは、一般市民からの激しい抗議に応えて、２０１１年新興ウイルス〔Emerging virus［最近新たに出現したり発見されたりしたウイルスで、一般にヒトに対して強い病原性を示すものが多い］〕に関連する機能獲得型研究（ＧＯＦ研究）を一時、自主的にすべて停止（モラトリウム）すると宣言した。これらの研究は「科学・技術の用途の両義性（dual use research of concern, ＤＵＲＣ［ある目的のために開発された技術などが他の目的のためにも転用・応用されること。軍事目的やテロなどへの「悪用」が問題とされることが多い］）」に該当すると懸念されたのだ。このフェレット間を伝播するＨ５Ｎ１ウイルスの研究によって、高病原性のＨ５Ｎ１亜型鳥インフルエンザウイルスがヒトの間で広がりパンデミックを引き起こす可能性があることが判明し、それによってＨ５Ｎ１ウイルスに対する理解が深まるなど、多くの重要な知の成果が得られた。またパンデミックのリスク評価方法の確立、およびワクチンや抗ウイルス薬の開発にとっても意義のある重要な研究であった。しかしその一方で、Ｈ５Ｎ１ウイルスの偶発的な漏出事故及び生物テロの病原体として不正使用される可能性について深刻な懸念を提起した。そのような恐ろしい病原体を作るための設計図（遺伝子塩基配列と操作方法）は、科学論文として出版されるべきではないというものであった。

フーシェのグループと河岡のグループの科学論文を公表すべきか否か、米国国家バイオセキュリティー科学諮問委員会（ＮＳＡＢＢ）は、難しい判断を迫られた。論文公表の反対派と賛成派の双方から

ＮＳＡＢＢに対して強い働きかけがあった。同委員会は、当初は慎重を期して、ウイルスの作製方法に関する重要情報を外した形で公表することを決めた。しかし、数多くの会議や協議を経た後、主要科学誌上で全文が無修正で掲載された（フーシェグループの論文は「サイエンス」誌、河岡グループの論文は「ネイチャー」誌）。これらの論文では、実験が十分なバイオセーフティーとバイオセキュリティー対策のもとで実施されたこと、危険な遺伝子をもつＨ５Ｎ１ウイルスがすでに世界各地で鳥の間で流行していること、つまり最も大きな脅威が、現時点において自然界からもたらされることが強調された。

これらの論文の発表後、追加のバイオセーフティー対策を講じることが義務づけられ、機能獲得型研究の自主的な一時停止は２０１３年に解除された。しかしその後、インフルエンザウイルスの生物活性を強める、または追加する実験（すなわち機能獲得型実験）がいくつかの科学論文として出版されると、Ｈ５Ｎ１のような危険なウイルスを扱う実験は永久に禁止されるべきか否かの議論が巻き起こった。その後、米国アトランタの米国疾病管理予防センター（ＣＤＣ）で２件の重大なバイオセキュリティー違反が発覚した。一つは炭疽《たんそ》菌胞子の放出に関するもので、もう一つは生きた高病原性Ｈ５Ｎ１ウイルスが混じった別のウイルスが、他の研究所に搬送されていたというものだった。この二つの事件はマスコミや公衆衛生に関わる研究者に警鐘を鳴らした。これらの事件は、いずれもヒトへの感染または病原体の拡散には至らなかったが、警鐘としての役割を果たし、病原体管理に対する厳しい追加対策の必要性を指摘した。

この二つの事件は、各機関のバイオセキュリティー・バイオセーフティー対策を監督指導する立場の機関（ＣＤＣ）であっても間違いを犯す可能性があり、さまざまな段階で何重にもセキュリティー対策を講じる必要性を明確に示した。18名の著名な科学者からなるケンブリッジ・ワーキング・グループは、機能獲得型研究の即時停止と、特定病原体として知られるH5N1ウイルスのような危険な病原体の管理と規制について、あらゆる側面から綿密に検討するよう要求した。そこで米国国立衛生研究所は、ただちに機能獲得型研究を、再び全面的に一時停止とした。ホワイトハウス科学技術政策局は全米科学アカデミーとNSABBに対し、この問題をさまざまな側面から検討するよう要請した。

これらの機関の働きによって、機能獲得型研究がもたらすリスクと利益について、科学者と一般市民との間でオープンな議論をする二つのシンポジウムが開催された。活発な議論に基づいて、討論の参加者から今後の進め方に関する提言がなされた。これは世界的にも重要な課題であるとの認識から、世界中の有力な科学機関が参加した。私は2014年12月と2016年3月に開催された両シンポジウムに参加した。多くの国々から病原体の機能獲得に至る生物学研究を進めている研究者が参加し、シンポジウムの進行は丁寧かつ慎重に行われた。

多くの人は、ウイルス研究での「機能獲得」という用語について、ヒトからヒトへの伝播力の獲得などの社会に対してリスクをもたらす実験のみを指すと解釈している。しかし、インフルエンザワクチンを製造する際に不可欠な実験手法でもある。たとえば、ヒトから分離された当初のインフルエンザウイルスの多くは鶏卵ではほとんど増殖しない。しかし、ワクチンの大量生産には鶏卵でよく増えるウイルス株を得る必要がある。そのためにヒトから分離されたウイルス株と、安全性と鶏卵での高増殖性が確認されているウイルス(ワクチン製造用のマスター株)をかけ合わせた遺伝子交雑ウイルスを作製する。その後この交雑ウイルスを鶏卵で繰り返し継代することで、鶏卵でよく増えるワクチン製造用ウイルス株を作り出す。この開発研究でも機能獲得型実験の手法が用いられるが、社会的なリスクを伴うものではない。問題は両義性、すなわち科学的利益と公衆衛生上のリスクの両方を伴う機能獲得型研究である。

米国では２０１４年10月以来、インフルエンザ、ＳＡＲＳ、中東呼吸器症候群（ＭＥＲＳ）を含む機能獲得型実験に対する研究資金援助が一時停止されていたが、２０１７年12月19日に米国ＮＩＨはこれを解除した。ＮＳＡＢＢの勧告に応じてＮＩＨは各研究機関に対して、提案された機能獲得型研究について評価と監督を行うように勧告した。どのような研究であっても開始前にその研究計画が両義性研究に該当するのか否かが判断される。これには3段階にわたる厳格な審査と評価が実施される。リスクの懸念があると判断された研究については、その研究がリスク低減に必要なガイドラインのすべての要件を満たしているかどうかが検討される。その研究が当該研究機関の委員会によって承認されたとしても、さらに国による査察を受けなければならない。その勧告は、米国政府からの研究資金の提供を受けるすべての研究に適用されるが、民間資金による研究や米国以外の国で行われる研究に対しては強制力をもたない。国際機関のみならず一般の人も、同様のガイドラインがすべての研究に適用されることを期待している。

多段階審査はリスクの程度を最小限に抑えることができる。しかし、リスクのない人生などない。機能獲得型実験を行う科学者は、ガイドラインを遵守していることを確認するために、自分自身を厳しく管理しなければならない。また、研究者同士が互いの研究者を監督し合う相互監視協力体制（buddy system）を設ける必要がある。２００１年の「白い粉事件」に関しては、炭疽菌胞子の入った封筒を米国メディアと2人の米国上院議員に送付したのは誰だったのか、依然不明である。２００１年9月18日に始まったこの事件では、5人が死亡、17人が負傷した。フォートデトリック（Fort Detrick）の米国陸軍感染症医学研究所で働いていた研究者は、その犯行を疑われて２００８年7月に自殺した。動機は決して明らかにされることはなかったが、この事件によってこのようなリスクを減らすための相互監視協力体制が必要であることが示された。

そのリスクを減らしてゼロに近づけるには、機能獲得型実験の一時停止を無期限に延長し続けることである。読者はこのような解決策に全面的に同意するかも知れないが、実際はこの解決策でリスクを完全に排除することはできない。パンドラの箱はすでに開いており、世界中の科学者が必ずしも米国の科学者団体の勧告に従う必要はないからである。

さらに母なる自然は、中国におけるＨ７Ｎ９亜型鳥インフルエンザの感染拡大といった大きな試練をわれわれに与えている。２０１３年に上海で最初のヒト感染例が報告されて以来、中国各地で１５００例を超える感染者が確認され、そのうちの4割が死亡している。２０１７年後半から中国全土すべての家禽にワクチンが接種されたことで（実際の接種率は70～90パーセントと推定されているが）、患者の発生数と家禽での流行報告が劇的に減少した。今のところ、このウイルスは中国国外へは広まっていない。これは、Ｈ７Ｎ９ウイルスが中国以外のアヒルやカモで検出されていないことで説明できる。しかし、アジアでＨ５ＮｘとＨ７Ｎｘウイルスが流行している限り［Ｈ５Ｎ１およびＨ７Ｎ９ウイルスは中国におけるさまざまな鳥ウイルスと活発に遺伝子交雑を続けており、Ｈ５Ｎ８、Ｈ５Ｎ６、Ｈ７Ｎ４などの新たな亜型の鳥インフルエンザウイルスが出現していて、その一部はヒトにも致死的な感染を起こしている］、動物とヒトに対する健康被害の脅威は消えることはない。パンデミック候補ウイルスなどのリスク評価方法の確立や、新規薬剤やより効果的なワクチンを開発するためにはさらなる研究が必要である。これらを成し遂げるためには、われわれ研究者はあらゆるガイドラインを遵守した上で、必要とされる機能獲得型研究を推進すべきである。

第17章　未来へ向けて――十分な備えはあるか？

過去100年間のインフルエンザ・パンデミックとその後の季節性インフルエンザの流行、そして制圧対策を振り返ってみて真っ先に思い浮かぶのは、1918年のスペインかぜパンデミックのように、致死性が極めて高く、社会に壊滅的なインパクトをもつパンデミックが、この先起こりうるかどうかということだ。答えは「イエス」。単にイエスというだけではなく、それはもう時間の問題である。

本書を執筆している2018年の初めの時点ではあるが、2番目の鳥インフルエンザウイルス――H7N9亜型――が中国の家禽の間で流行し続けている限り、それはパンデミックの脅威となり続けるであろう。想像してみよう。H7N9ウイルスがヒトからヒトへの感染伝播能力を獲得し、かつ30パーセントを超える致死率をもたらすような強い病原性を維持していたとしたら……。われわれはそのような事態に対する備えをどれほどできているだろうか？　1918年当時よりはましだとは思うが、到底十分とはいえない状況である。

当面の戦略としては、以下のようなものが考えられる。

1　事前に備蓄された抗インフルエンザ薬（ノイラミニダーゼ阻害剤）を使用する。前述のように、この薬が効果を発揮するためには、感染後2～3日以内に服用しなければならない。

2　集団防御策としてワクチンを接種する。しかし残念ながら、H7N9ウイルスに対して開発・

製造・備蓄されているいかなるワクチンも、すでに時代遅れとなっているようだ。それらのワクチンは発症の予防や死亡率の低下にはある程度有効だと思われるが、ウイルス感染そのものは抑えない。次世代の新しいH7N9ワクチンを一刻も早く作る必要がある。

3　備蓄されたユニバーサル(universal, すべての亜型、すべての抗原変異ウイルスに有効な万能性をもつ)インフルエンザ抗体医薬を使用する。このような抗体は、今のところ研究段階である。動物実験では、既知のインフルエンザのすべてに対して感染防御効果を示し、ノイラミニダーゼ阻害剤よりも効果が長持ちする。そのような抗体医薬を充分量備蓄するのは膨大な事業になるが、考慮に値するものだ。

4　安全性が完全に確認されたうえで、ユニバーサル・インフルエンザワクチンを使用する。これが最もよい方法だと思われる。しかし、ヒトにおける初期段階の試験が始まったばかりであり、おそらく10年以上先にならないと実現しないであろう。

われわれは、新たなパンデミックに対して、確かに1918年当時よりはうまく対処することができるであろう。しかし、世界全体で30万人程度死亡したに過ぎない、比較的被害が軽かった2009年の(H1N1)2009パンデミックに対して行った対策よりも格段に効果的な対策をとれるであろうか？　9年前に比べて現在はほんのわずかだけ進んではいるが、インフルエンザ・パンデミックの出現は防ぎようがないのが現実である。流行をコントロールするあるいは最小限に抑えることができるようになる前に、何百万人もの犠牲者が出るかもしれない。

では、どこからそのようなパンデミックは生じるのであろうか？　1990年代半ば以降、ウイルスがヒトへ伝播する際の中間宿主である、ブタや家禽におけるインフルエンザの発生頻度が急激に増えている。最も懸念されるのはH2、H5、H7およびH9亜型のウイルスである。H2N2亜型ウイルスは1957年にアジアかぜパンデミックを起こし、その後1968年まで季節性インフルエンザとして流行を続けた。H5、H7およびH9ウイルスは、過去にパンデミックを起こした記録はないが、定期的にヒトに伝播し重篤な感染症を引き起こしている。H5N1ウイルスは、中国、インドネシア、ベトナム、バングラデシュおよびエジプトの家禽の間に定着してしまった。重要なのは、H5亜型の高病原性鳥インフルエンザウイルスのヒトへの感染は、1990年代中頃より前には地球上のどこからも報告されていなかったが、現在はさまざまな国で毎年発生しているという事実である。

ブタや家禽で見つかるインフルエンザの増加は、実は最近、サーベイランスがより強化されたことが理由かもしれない。その可能性については議論の余地があるだろう。1990年代半ば以降、これらの動物におけるインフルエンザのサーベイランスが非常に改善されたのは事実である。しかし、これだけが理由ではない。もう一つの理由は、地球規模での急激な人口増加による動物性タンパク源となる食料に対する需要の増加がある。これに応じて、アヒル、ニワトリおよびブタの生産量が世界的に増加しているのである。これらの鳥やブタが、ヒトへのインフルエンザの伝播を仲介する中心的役割を果たしていることは、本書で再三述べてきたとおりだ。国連食糧農業機関(Food and Agriculture Organization of the United Nations, FAO)の見積もりでは、1961年から2013年の間に、世界中でニワトリは6倍以上、アヒルは5倍、ブタは2倍以上に生産量が増加している。そして人口も同様に増えている。H5N1亜型あるいはH7N9亜型の高病原性鳥インフルエンザウイルスおよび低病原性のH7N9およびH9N2ウイルスは、生鳥市場において頻繁にヒトに伝播しており、これらのウイルスの存在は引き続き重大な懸念事項である。

われわれは、パンデミックウイルスは世界中の野生水禽がもつウイルスにその起源があり、それらのウイルスが、生鳥市場の鳥あるいはブタを介してヒトに伝播することを知っている。したがって、この経路上の最初の段階において徹底した拡散防止を試みることが理にかなっている。つまり、予防が最良の策であると思われる。実際に、1997年に香港の生鳥市場をすべて閉鎖した際には、ヒトでのH5N1ウイルス感染例の発生は即座に止まった。しかし、市場が再開されたらすぐにウイルスが戻ってきてしまった。また、2013年に上海で、2番目の鳥インフルエンザウイルス（H7N9）が現れたときも、生鳥市場を閉鎖するとヒトへの感染例が急激に減少した。

公衆衛生的観点から見ると、世界中のすべての生鳥市場を永久に閉鎖してしまうことが理想的である。H2、H5、H7あるいはH9亜型のうちの、いずれかの鳥インフルエンザウイルスがヒトからヒトへの感染伝播能力を獲得してしまってからでは、市場閉鎖を行ってももう手遅れになる。しかし多くの国では、生鳥市場は市民生活には必要不可欠なものである。生鳥市場を閉鎖することは、冷蔵庫をもつ家庭の数が限られているような国では大きな食料問題となるであろう。生鳥市場は、消費者が新鮮な食肉を手に入れるための最も安全な伝統的手段なのだから。

しかし、状況は時間とともに変わっていくということを、過去20年間の香港での出来事は物語っている。1997年には1000店を超えていた生鳥市場の数が、2017年には132店にまで落ち込んだ。もはや人々の食生活は、そのような市場には完全には依存しなくなったのである。香港に古くから住んでいる高齢の人たちは、冷凍肉よりも生きた鳥を買ってきた方が美味しいと頑なに信じているが、若い世代の人たちは、冷蔵あるいは冷凍ニワトリを消費する食生活に向かっている。一つの目標は、他の国々も生鳥市場への依存度を下げていくように促すことであろう。もう一つは、中国や米国のように多くの代替手段が可能な国では、生鳥市場の無期限完全閉鎖を目指して努力を始めることであろう。

ヒトへのインフルエンザウイルスの感染を食い止めるためのもう一つの方法は、インフルエンザ抵抗性の家禽やブタを作出することである。ある種の動物(たとえばヒツジ)やある種のカモ類(たとえばマガモ)は、元来インフルエンザに抵抗性をもつことが知られている。第11章で見てきたとおり、それらのカモは、ニワトリやシチメンチョウを100パーセント殺すような高病原性のH5N1鳥インフルエンザウイルスに感染しても、何の症状も示さないのである。

家禽であるニワトリは、その野生の原種からの進化の過程で、インフルエンザウイルスに対する防御免疫の最前線ではたらくインターフェロン関連遺伝子を失ったことがわかっている。一方、カモはこの遺伝子を保持している。したがって、もしこの遺伝子(RIG-I)をニワトリに導入したら、おそらくニワトリもH5N1ウイルスに感染した場合でも死を免れるだろう。しかし、これを実施したときの問題点は、インフルエンザの拡散において、ニワトリは完全に「トロイの木馬」の役割を演じることになるとの懸念である。つまり無症状にとどまったままでウイルスを運び拡散させること、すなわちカモと同じ役割を果たすことになる可能性がある。

インターフェロンは、数ある感染防御因子の中の一つにすぎない。もっとよい方法として、ニワトリ(ブタも)を完全に抵抗性(ウイルスが感染さえできないように)にしてしまうことが考えられる。ヒツジはインフルエンザウイルスに全く感染しないので、それを規定する遺伝子を見つけ出して、ニワトリやブタに導入するのである。しかし、もちろんこの方法には倫理的な問題が生じる。動物やヒトの遺伝子を人工的に改変することの是非に関しては、リスクとベネフィット(利益)のバランスを慎重に考えて判断する必要がある。これらは将来に託されることになるが、インフルエンザ抵抗性動物の実現もその一部である。

ユニバーサル・インフルエンザワクチンの方が、インフルエンザ抵抗性ニワトリや抵抗性ブタよりも実現可能性としては高そうだ。これまでの研究によって、A型インフルエンザウイルスのヘマグルチニン(HA)分子の一部分には、すべての亜型に共通する特別な構造が存在することが明らかになっている。HAについては第2章の**図2－2**を参考にしてほしい。この棍棒状のHAスパイクにある共通の部分というのは、それの「軸」のような領域である(スパイクの先端部分は球形に膨らんだ頭部となってウイルス表面から突き出ている)。その共通領域に結合し、すべての亜型のインフルエンザウイルスの感染を阻止できる抗体がすでに見つかっている。しかし問題は、動物やヒトの体内で作られる大多数の感染防御抗体は、スパイクの先端にある頭部に結合するものであることだ。ごくわずかの抗体のみが、その共通領域に対して作られる。これまでの研究から、共通領域に対する抗体を産生する培養細胞を作り出すことには成功しているが、そのような細胞株は非常に稀である。しかし、多くの製薬会社が共通領域に結合する抗体を利用した医薬品を開発し、実用化しようとしている。抗体療法はヒトの重症インフルエンザの治療には有効であろうが、急速に全世界へ拡大するインフルエンザのパンデミックを制御するために必要な量は不足している。

ユニバーサル・インフルエンザワクチンは早急に必要ではあるが、現実にはまだ夢物語の段階である。ヒトの体の中で、HAスパイクの「軸」の部分に対する抗体を選択的に作らせることが難題なのである。現在、免疫応答を共通領域に向かわせるためのさまざまなアプローチが試みられている。HAスパイクの頭部を取り除いて別の頭部と取り換えてみる、軸の部分だけを発現させてワクチンとして使ってみる、「軸」の共通部分のアミノ酸配列をコードするＤＮＡ断片を用いたＤＮＡワクチンでヒトの免疫応答を刺激してみる、などである。

最終的には、これらのうち一つ以上で、すべてのインフルエンザに対する幅広い感染防御を達成することが示されるであろう。次の課題は、それらのワクチンの安全性の確認と、ワクチン接種によってかえってウイルスの細胞への取り込み効率を高めてしまうような、マイナスの作用を否定することである。安全性と有効性に関するすべての課題が達成されたとき、インフルエンザ研究者の夢である「ユニバーサル・インフルエンザワクチン」が実現するのだ。

これは相当先のことのように思えるかもしれないが、必ずしもそうでもないかもしれない。２０１３年にＨ７Ｎ９鳥インフルエンザウイルスによるヒトの感染症例が起きた際の出来事は、それを予感させるものだった。中国の研究者らが新しいＨ７Ｎ９亜型ウイルスの遺伝子の全長の塩基配列を発表した直後に、ある製薬企業はその遺伝子情報をもとにして、インフルエンザウイルスの構成物であるヘマグルチニン（ＨＡ）とノイラミニダーゼ（ＮＡ）の遺伝子を人工的に合成し始めた。その結果、１週間以内にこの出現したばかりのウイルスに対するＤＮＡワクチンができ上がったのである。この成果は、迅速に情報を共有することがいかに賢明であるかということを実証した［その後、公表された遺伝情報の使用に関して中国側から不満が出され、遺伝子や遺伝子情報の所有権と公衆衛生対応などへの活用に関する議論が続いている］。

残念ながら、パンデミック対策として非常に有効であると思われる抗インフルエンザ薬はほとんど存在しない。たとえば、もはや旧式ともいえるアマンタジンとリマンタジンという薬がある。これらはインフルエンザウイルス粒子の中心部分と外側をつなぐＭ２タンパク質の細い管（イオンチャンネル作用をもつ）をふさぐ作用がある。これらは実際によく効くのだが、インフルエンザウイルスは遺伝子変異によってすぐにこの薬に対して耐性を獲得してしまうので、現在はほとんど使われていない。より効果的な薬剤群として、ノイラミニダーゼを標的とするものがある（タミフル、リレンザ、ラピアクタ、イナビル）。これらの薬はノイラミニダーゼがもつ酵素活性を抑えることによって、ウイルスを細胞につなぎとめ、他の細胞に拡散できなくする。これらは、感染後すぐに服用すればとてもよく効くのだが、2日以上経ってしまうと効果が減弱する。とはいえ、ノイラミニダーゼ阻害薬は、現在使用可能な薬の中では今のところ最も期待できるものである。

新しく開発された2種類の薬、T－705（商品名アビガン）とバロキサビル・マルボキシル（商品名ゾフルーザ）は、インフルエンザの治療薬として有望視されている。これらの薬は、ポリメラーゼ複合体（ウイルスがもつRNA合成酵素）の異なる部分を標的としている。両方とも日本で開発され、承認されている――アビガンは2014年に、タミフル耐性ウイルスに対する緊急的な使用が承認され、ゾフルーザは2018年の2月にインフルエンザの治療薬として承認された。アビガンは、核酸類似体と呼ばれるもので、ウイルス遺伝子を構成するブロックに似た薬剤で、これがウイルスのRNA遺伝子の中に取り込まれると、遺伝子は働かなくなる。ゾフルーザはポリメラーゼの一種であるPAタンパク質の上にある窪みに結合し、その機能を阻害してウイルス増殖を防ぐ。1回の経口投与で効果があり、とても便利な薬である。

これらの薬は、インフルエンザウイルスの増殖サイクルの中で、それぞれ別の過程を標的にしている。したがって、ノイラミニダーゼ阻害薬（タミフル）と併用することによって、インフルエンザのパンデミックの広がりを抑制する十分な効果を発揮すると思われる。他にも多くの抗インフルエンザ薬が開発中であり、よく取りそろえられた薬箱のように生産されつつある。つまり現在のわれわれは、1918年の人々よりはずっとよい状況にあるといえよう。

100年前に比べて現在のもう一つの有利な点は抗生物質である。1918年のスペインかぜパンデミックの際には、細菌の二次感染による肺炎が多くの死亡の原因となっていた。これが現在では抗生物質で治療できるのだ。肺炎連鎖球菌による感染は、ワクチンによっても予防できる。しかし、細菌感染に対する戦略には二つの問題がある。薬剤耐性菌の増加と、細菌感染症に対するワクチン接種率が十分ではないという事実である。とくに高齢者ではリスクが高いので、毎年のインフルエンザの流行に対しては、肺炎球菌ワクチンとインフルエンザワクチンの両方を接種すべきである。私も一人の高齢者として、同世代のすべての人に両方を勧めたい――ワクチンによる効果は科学的に証明されているし、危険性は非常に低いのだから。

次のパンデミックを予測することは可能なのか？という質問をよく受ける。現時点では、それはできない。しかし、私は楽観主義者である。70年前の天気予報を思い出す――それはいつも間違っていて、大嵐でさえごくまれにしか予測できなかった。必要な情報がそろっていなかったからである。現在まで話を進めると、天気予報はかなり正確になってきており、ときにはピタリと当てるのである。

インフルエンザ予報士が、それと同じくらいの質と量の情報を得ることができるようになったときには、次の季節性インフルエンザの流行やパンデミックを予測することが可能になるであろうと、私は楽観的に考えている。しかし、解明しなければならないことはまだ山ほどある。われわれはかつて、インフルエンザウイルスの遺伝子を解明すれば答えが出るだろうと思っていた。たしかに、これはそれなりの情報を与えてはくれたが、完全な答えを得るためには、遺伝子情報に基づいて人工的にウイルスを作り出す必要があった。この過程で、ウイルスが、ヒトの身体のもつ感染防御メカニズムから逃れるためのさまざまな方法について、貴重な情報が得られた。たとえば、1918年のパンデミックウイルスは、ヒトの身体の中であまりにも大量に増殖するので、宿主の免疫細胞はそれに対抗するための生理活性物質（サイトカインやケモカインなど）を過剰に産生するようになる。それらの活性物質は、過剰になると自分自身にとっても有害であるので、銃口を自分に向けるようなものであることがわかった。それに関わるメカニズムをすべて理解するには、ヒトの遺伝子のすべての機能と調節機構、およびヒトの細胞因子がウイルスと相互作用する際の無数の反応のすべてを理解する必要がある。そしてもちろん、そこにはさらに多くの事象が関わっているはずであり、解明が進むにつれて、問題をさらに複雑化させている。

パンデミック・インフルエンザがこの本の中心的なテーマではあるが、季節性インフルエンザも重大な問題である。パンデミックの間歇期に毎年流行する季節性インフルエンザを累積すると、季節性インフルエンザの方がパンデミックよりも多くの死者を出している（1918年を除く）。イギリスと米国における2017〜2018年の季節性インフルエンザの流行はそれを物語っている。それらの流行はH3N2亜型（香港型）インフルエンザウイルスによるものが主流であり、イギリスの報道ではオージーフル（Aussie flu，オーストラリアのインフルエンザ）というあだ名で呼ばれた。ウイルスの遺伝子を調べると、このウイルスの祖先はイギリスや米国から遡ってオーストラリアのウイルスにたどりつく。このH3N2ウイルスは前のシーズンに流行したものと似ていたが、感染したときの重篤度が増していた。アメリカでは100人以上の子どもが死亡し、多くの病院は患者であふれかえった。WHOにより推奨されたワクチンは限られた効果しか発揮しなかった（予防効果10〜30パーセント）。流行したH3N2ウイルスの抗原性は前のインフルエンザシーズンのウイルスと似ており、ワクチンは効くはずであった。しかし、なぜか症状が重くなっていたのだ。もっとよいワクチンが早急に必要であると同時に、なぜ症状がそれほど違うのか、なぜワクチンの効果が低かったのか、どのように重症例を治療するか、ということを解明する必要がある。

冷静に考えてみると、1918年のインフルエンザの研究が始まってほぼ100年になるが、このウイルスがあれほどの高い致死性を示した理由は完全にはわかっていない。そして、このようなウイルスによるパンデミックが繰り返されたときに、それに対処するための入念な準備は整っているだろうか、との疑問がわく。インフルエンザに関する知見は膨大に得られ、薬やワクチンも開発されてきたものの、まだ準備万端とはいえないのが現状である。

現在は、生命科学研究の歴史の中でもとても刺激的な時代である——生命科学は神のように振る舞い、ウイルスや動物やヒトの遺伝子を操作する力をもち、よりよい薬やワクチン、そして抵抗性動物を作り出すことに役立っている。今後の課題は、起こりうる過誤から社会を守るために、われわれ自身を十分に制御することである。しかし今のところ、科学的知識を生み出す能力を十分に制御するには至っていない。将来人類は、また1918年のインフルエンザウイルスと同じようなウイルスの挑戦を受けるであろう。われわれは警戒を怠ってはならないし、十分な事前準備をしておく必要があるのだ。

謝辞

この本は、我が妻マジョリーのおかげで執筆できた。彼女は、私がウイルスを追いかけて世界中を飛び回っている間に無事、３人の子どもたちを立派に育ててくれたばかりでなく、インフルエンザウイルスを求めてオーストラリアや北米の海岸、カナダの湖畔、果てはアジアの家禽市場にまでついてきてくれた。マジョリーは本当に素晴らしい妻であり、私にとってかけがえのない人生の伴侶である。彼女はいかなる仕事においても私を支え、いつも研究成果を社会に還元することを教えてくれた。

インフルエンザウイルス研究が私のライフワークになるよう導いてくださったのは、今は亡きフランク・フェナー先生であった。当時、爆発的に繁殖していた野ウサギをコントロールする目的で持ち込まれた粘液腫ウイルスについて勉強するために、私はニュージーランドから大学院生としてオーストラリア国立大学のフェナー研究室の門をたたいたのであった。ところが、亡きステフェン・ファゼカス博士とグレーム・レイバー博士と一緒にインフルエンザの研究をするように先生から言われたときには、正直のところがっかりした。しかしながら、先生のご指導が適切だったことと、これまでの道のりが誤りではなかったことを、この本は示している。いま語るにつけ、これまでインフルエンザの研究をともに進めてきた亡きステフェン・ファゼカス博士やグレーム・レイバー博士のことを思うと、申し訳ない思いでいっぱいである。遅まきながら、これまでにこの上ない指導をしてくださったステフェン、グレーム両氏に衷心から感謝の意を申し述べたい。

この本の各章は、50年以上も前に起こった出来事を、記憶を頼りに書いたものだから「よい思い出」と同時に「記憶違いによる誤り」や「記憶が飛んでいる箇所」が多々あると思う。また、各章において個々には述べてはいないが、私の「ウイルス探しの旅」をエキサイティングなものにしてくれた多くの方々に感謝したい。ペニー・レイバーとメラン・レイバー、ジーン・ダウニー、それにエイドリアン・ギブスには、オーストラリアのグレートバリアリーフへの旅の記憶を掘り起こすのに多大なご助力をいただいた。

香港大学・微生物学部門のケン・ショートリッジ博士、グアン・イー博士、マリック・ペイリス博士には、1997年以降、6年間にわたり毎年冬のインフルエンザシーズンには多大な便宜をはかっていただいたうえに、農水局のレス・スミス氏、保健局のウィリナ・リム氏をはじめ、多くの方々と話をする機会をいただいたことに感謝したい。この出会いによって、鳥インフルエンザの大発生の折にヒト–動物の接点に関する実地調査を遂行する貴重な機会を得ることとなった。また、このプロジェクトに携わったすべての研究者の多大な貢献により、生鳥市場でのインフルエンザの拡散状況を把握できたし、この疾病の予防や制御において公衆衛生当局の壁といった難しさがあることも理解できた。

多くの若者が、この仕事に力を貸してくれたことをありがたく思っている。彼らは実地調査におけるアイデアを出し、野外や実験室でのキツイ仕事もやってのけてくれた。また、このプロジェクトの報告書もせっせと書いてくれたのだ——彼らの偉業は世界中のインフルエンザセンターで誇れるものだと思う。WHO内にはインフルエンザウイルスやそれに関する知見の共有を推進し、世界中の優秀な人材どうしの共同研究を促進している世界インフルエンザ監視対応システム(GISRS)があるが、この組織にも感謝の意を述べたい。この研究は米国国立衛生研究所の継続的な研究補助によって可能となった。実に50年以上も資金面での補助をしてくれたのである。カナダ野生動物保護局、ニュージャージー野生動物保護基金、同じくニュージャージー州・野生動物保護局の絶滅危惧および非狩猟種保護プログラムの職員の方々には四〇年にわたり貴重な専門的意見とご助力をいただき、野鳥に関する研究を遂行することができた。

セント・ジュード小児研究病院(SJCRH)と米国・レバノン・シリア基金(American Lebanese Syrian Associated Charities, ALSAC。SJCRHの運営母体)には、実験室ならびに研究設備の面で多大な援助をいただいた。SJCRHでは小児がんの治療における感染症のコントロールを重視しており、研究者や臨床医の交流を促進している。ジェームズ・ノウルズとエリザベス・スティーブンスの両氏にはとくに感謝したい。ジェームズはこの本のすべての原稿を書き起こし、修正を施したばかりか、詳細にわたり訂正をしていってくれた。一方、エリザベス・スティーブンスは大部分の図表をこしらえてくれた。セント・ジュード小児研究病院生物医学広報部には本書の図版に関してお世話になり、深く感謝申し上げる。

オタゴ大学出版の出版委員会は実に素晴らしかった。編集長であるレイチェル・スコット氏は、フリーの編集者エリカ・ビィーキー氏とスー・ハラス氏らとともに、味気ない科学的記述を読みやすい文章に変換してくれた。さらにレイチェルは素晴らしい編集力を見せ、終始、激励してくれた。フィオナ・モファット氏は本のデザイン面で、またダイアン・ロウサー氏は索引作成の面で完璧な仕事をしてくれた。感謝したい。

ランス・ジェニングス博士、マリア・ザンボン博士、ジェフリー・ライス博士、マイケル・ベーカー博士、田代眞人博士、バーナード・イースターデイ博士をはじめとする多くの研究仲間と、他に2人のピアレビューアには、貴重なコメントや原稿の修正をいただいた。本の出版にあたり多大なご助言をありがたく思う。またリチャード・ウェビィ博士、ポール・トーマス博士、それにケイジ・フクダ博士には、執筆の初期段階で複数の章にわたって校閲を依頼した。とくに免疫学に関することや2009年のH1N1亜型ウイルスのパンデミックについて、それに国際関係について非常に貴重なコメントをいただいた。

実は、私に本書を書く気にさせた人物がいる。シャロン・ウェブスター、義理の娘である。2016年、本を執筆しようか迷っている私に彼女はこう言ったのである。「2018年は1918年のスペインかぜインフルエンザから100年になるわね。この怪物ウイルスの起源を野生の水鳥に探す旅を振り返ってお話する絶好のチャンスじゃないかしら?」。確かにその通りである。科学者でもあり芸術家でもあるシャロンは、この本の表紙にすばらしい絵を描いてくれた。

訳者あとがき

本書はロバート・ゴードン・ウェブスター博士の著書“Flu Hunter: Unlocking the secrets of a virus”——副題「インフルエンザウイルスの秘密の扉を開ける」——の翻訳である。博士は１９３２年にニュージーランドの牧畜農家に生まれ、ニュージーランド南島南部の東海岸の都市ダニーデンにあるオタゴ大学農学部を卒業後、オーストラリア国立大学でインフルエンザウイルスの研究を始めた。１９６９年からは米国テネシー州メンフィスのセント・ジュード小児研究病院を拠点としている。

原著が出版された２０１８年は、世界史にも大きな影響を与えた人類史上最悪のインフルエンザ・パンデミック、スペインかぜインフルエンザ大流行から１００年であった。本書は、これを機に、世界的なインフルエンザ研究者ウェブスター博士が、自身の研究人生を振り返り、その経験と教訓を若い研究者たちに伝えようと書かれたものである。博士は60年以上にわたって、それまで誰も予想もしなかったインフルエンザの秘密を次々と明らかにしてきた。博士の研究活動は、正統的な感染疫学的方法に最新の生命科学の解析手法を融合させ、インフルエンザの起源・由来・実態を解明するとともに、ワクチンや治療薬の開発を進め、さらにインフルエンザ問題の根本的解決に向けて将来の研究・対策の方向性を指し示している。

幅広い研究分野のなかでも、１００年前のスペインかぜパンデミックの原因究明が、博士のライフワークである。その結果、ヒトを含むすべてのインフルエンザウイルスはカモなどの水鳥に由来しており、渡り鳥がウイルスを地球全体に拡散させていること、インフルエンザウイルスの遺伝子は常に激しく変化しており、さまざまな新しいウイルスが次々と出現してくること、これらのウイルスがブタやヒトにも伝播し、パンデミックなどにより広範に及ぶ大きな健康被害をもたらすことを明らかにしてきた。そして今後、スペインかぜインフルエンザを超えるパンデミックウイルスが出現するのは時間の問題であり、その予測・リスク評価方法や予防・治療手段の確立と、社会機能の維持などのために十分な準備対策が必要なことを強調してきた。

本書では「インフルエンザ・ハンター」という博士の真骨頂の一面が、痛快なエピソードとともに紹介されているが、分子生物学、分子遺伝学、感染病理学、予防・治療法の開発などへの先駆的な貢献は謙虚に語られている。これらの研究は、博士の下に世界中から集まった多くの研究者、さらには孫弟子たちによって、今では日本を含め世界各地で幅広く展開されている。博士は2015年に現役を引退されたが、86歳を迎えた現在も、若手の研究活動に対して温かい指導と支援を与え、また多くの国際機関などへも積極的な助言を続けている。

「インフルエンザ・ハンター」は、まさにウェブスター博士にピッタリの呼称であり、本書を読まれればその理由に納得されるであろう。ある評論家は、インフルエンザ界のインディ・ジョーンズと評している。生涯にわたる冒険に満ちた調査旅行は、研究者としての知的好奇心の大きさと科学的問題点の把握力、それらを解明するための訓練された知性と地道な研究努力に基盤がある。しかし何よりも、世界のどこであろうと自身が率先して現場に飛び込み、第一線に立って実践していくという、一貫した行動力にはしばしば唖然とさせられる。しかも、一時の思いつきや猪突猛進ではなく、普段から十分に検討された周到な準備に基づいていている。本書にも書かれているが、期待外れの結果や失敗、国際活動での苦労なども数多く経験している。しかし彼の文章からは、それらにめげることなく、そこから新たな挑戦に再出発することを楽しんでいるかのようにさえ思えてくる。

母なる自然における生命の営みの一部として人間をとらえ、その1人としての自分の立ち位置を自覚し、真理の前には決してブレない先祖伝来のスコットランド人魂の一徹さと、何ごとに対しても常に余裕と柔軟性を感じさせる懐の深さ、家族や研究仲間、人や動物、さらにはウイルスに対してさえも畏敬と愛情を示す博士の姿が本書から伝わってくる。専門家はもとより、一般読者、とくに科学研究を目指す若い人には、実際に起こった数々の科学冒険物語を楽しみながら、将来に向けて非常に大きな刺激と貴重な教訓を与えてくれることだろう。

本書出版の経緯を簡単に記しておく。ウェブスター博士は40年前から日本からの多数の若手研究者を指導しており、またWHO世界インフルエンザ監視対応システムなどを通しても日本とのつながりは深い。1年ほど前、博士から本書の執筆に関して確認、補足を求められたが、その後2018年3月に、博士の母校オタゴ大学の出版部から原著への推薦文の依頼があった。その際に原稿を通読する機会があり、日本語翻訳版を出版して、感染症や公衆衛生の専門家のみならず、若い研究者、将来この研究分野を目指す高校生や一般の読者にも、本書の大変重要かつ興味深い内容と素晴らしいメッセージを伝えたいと思ったのが、本書を出すきっかけである。

そこで、ウェブスター博士の下で研鑽を積み、その後も共同研究者として国際的な活躍をしているインフルエンザ研究者、さらに博士の孫弟子にあたる若手研究者に声を掛け、共同で翻訳を進めた。各分担者が自由に翻訳した原稿に、田代と河岡が一般読者にもわかりやすく、全体の統一性を図るように多少の手を加えた。原文の簡潔明快で平易な表現が損なわれないように心掛けたつもりである。各章の分担を巻末に記す。

なお、原著にあるインフルエンザ関係者からの推薦文、引用文献、参考文献、用語説明および図表の一部は、スペースの関係で割愛せざるを得なかった。これらについては英文原著 Robert G. Webster, *Flu Hunter: Unlocking the secrets of a virus* (Dunedin, New Zealand: Otago University Press, 2018) を参照されたい。

本書の出版において、オタゴ大学出版のレイチェル・スコット編集長に感謝する。岩波書店編集部の猿山直美氏には終始手数をお掛けした。本書が刊行できたのは彼女の熱意と後押しのお蔭であり、深く感謝を表したい。

2018年10月

翻訳者を代表して
河岡義裕　東京大学医科学研究所ウイルス感染分野
田代眞人　国立感染症研究所インフルエンザウイルス研究センター

【訳者：翻訳分担】

伊藤壽啓（いとう　としひろ）：**第 9 章**
鳥取大学農学部共同獣医学科獣医公衆衛生学教育研究分野

今井正樹（いまい　まさき）：**第 16 章**
東京大学医科学研究所ウイルス感染分野

岡崎克則（おかざき　かつのり）：**第 4 章**
北海道医療大学薬学部薬学科分子生命科学

尾崎弘一（おざき　ひろいち）：**第 7・10 章，謝辞**
鳥取大学農学部共同獣医学科獣医微生物学教育研究分野

小澤　真（おざわ　まこと）：**第 3 章**
鹿児島大学共同獣医学部動物衛生学分野

西藤岳彦（さいとう　たけひこ）：**第 2・11 章**
国立研究開発法人農業・食品産業技術総合研究機構動物衛生研究部門

髙田礼人（たかだ　あやと）：**第 8・17 章**
北海道大学人獣共通感染症リサーチセンター国際疫学部門

八田正人（はった　まさと）：**第 6 章**
米国ウィスコンシン大学マジソン校獣医学部病態生物科学科

山吉誠也（やまよし　せいや）：**第 13 章**
東京大学医科学研究所ウイルス感染分野

渡邉真治（わたなべ　しんじ）：**第 12 章**
国立感染症研究所インフルエンザウイルス研究センター

渡辺登喜子（わたなべ　ときこ）：**はしがき，第 1・5・14・15 章**
大阪大学微生物病研究所感染機構研究部門分子ウイルス分野

ロバート・ウェブスター（ROBERT G. WEBSTER）
1932年生まれ．ニュージーランド・オタゴ大学修士課程修了．オーストラリア国立大学にてPhD取得．ウイルス学者．米国セント・ジュード小児研究病院教授，WHOインフルエンザ協力センター長などを歴任．米国科学アカデミー会員．ニュージーランド王立学会フェロー．英国王立協会フェロー．

【監訳者】 田代眞人
1948年生まれ．東北大学医学部卒業．医学博士．国立感染症研究所インフルエンザウイルス研究センター長，WHOインフルエンザ協力センター長，WHOパンデミック緊急会議委員，国際インフルエンザ学会理事などを歴任，現在，国立感染症研究所名誉所員．マックス・プランク賞受賞．共著書に『感染症とたたかう』『新型インフルエンザH5N1』（岩波書店）など．

河岡義裕
1955年生まれ．北海道大学大学院獣医学部修士課程修了．獣医学博士．現在，米国ウィスコンシン大学獣医学部教授ならびに東京大学医科学研究所感染症国際研究センター長．野口英世記念医学賞，ロベルト・コッホ賞，紫綬褒章，日本学士院賞などを受賞．米国科学アカデミー外国人会員．著書に『新型インフルエンザ 本当の姿』（集英社新書），『インフルエンザ パンデミック』（講談社ブルーバックス，共著）など．

インフルエンザ・ハンター
——ウイルスの秘密解明への100年
ロバート・ウェブスター

2019年1月9日 第1刷発行
2020年5月15日 第2刷発行

監訳者 田代眞人《たしろまさと》 河岡義裕《かわおかよしひろ》

発行者 岡本 厚

発行所 株式会社 岩波書店
〒101-8002 東京都千代田区一ツ橋2-5-5
電話案内 03-5210-4000
https://www.iwanami.co.jp/

印刷・理想社 カバー・半七印刷 製本・中永製本

ISBN 978-4-00-061313-2 Printed in Japan

感染爆発《パンデミック》にそなえる
—新型インフルエンザと新型コロナ—
岡田晴恵 田代眞人
四六判一四二頁 本体一七〇〇円

岩波科学ライブラリー
新型インフルエンザH5N1
岡田晴恵 田代眞人
B6判一二四頁 本体一二〇〇円

感染症と文明
—共生への道—
山本太郎
岩波新書 本体七二〇円

結核と日本人
—医療政策を検証する—
常石敬一
四六判二三〇頁 本体二七〇〇円

図説 人体イメージの変遷
—西洋と日本 古代ギリシャから現代まで—
坂井建雄
岩波現代全書 本体二一〇〇円

岩波書店刊

定価は表示価格に消費税が加算されます
2020年5月現在